SEXE-SÉRIES

PURETÉ & VÉRITÉ

CE QUE
TOUT JEUNE GARÇON
DEVRAIT SAVOIR

21 CAUSERIES DÉDIÉES AUX GARÇONS

ET A LEURS PARENTS

DEUXIÈME ÉDITION

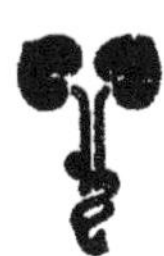

PAR SYLVANUS STALL

CE QUE TOUT JEUNE GARÇON

DEVRAIT SAVOIR

PURETÉ ET VÉRITÉ

Sexe - Séries

CE QUE TOUT JEUNE GARÇON

devrait savoir

Vingt et une causeries dédiées aux garçons et à leurs parents

PAR

Sylvanus Stall

Traduction autorisée par l'auteur.

DEUXIÈME ÉDITION

GENÈVE

J.-H. JEHEBER, ÉDITEUR

Rue du Marché, 28

<table>
<tr><td>PARIS
LIBRAIRIE FISCHBACHER
Rue de Seine, 33 (VIᵉ)</td><td>EN BELGIQUE
chez
LES PRINCIPAUX LIBRAIRES</td></tr>
</table>

AVANT-PROPOS

DESTINÉ

AUX PARENTS

Peu de parents comprennent tous leurs devoirs envers leurs enfants. Le nombre est petit de ceux qui sont assez dénaturés pour leur refuser la nourriture, le vêtement et l'abri qui leur sont nécessaires ; mais combien en est-il qui ne reconnaissent pas l'importance de l'instruction, de l'éducation, et négligent le développement moral de leurs enfants ? Presque tous évitent de les instruire sur la question si importante de la pureté.

Le déficit que nous constatons sur ce dernier point provient souvent de ce que les parents ne savent pas comment parler de ce sujet à leurs enfants ; ils craignent d'éveiller en eux plus de mauvaises pensées qu'ils ne leur en communiqueraient de bonnes. Ils gardent donc le silence, laissant ainsi leurs enfants exposés aux mauvaises influences de compagnons plus âgés, de domestiques impurs, ou aux conversations corruptrices de personnes vicieuses qui prennent plaisir à souiller l'esprit des jeunes gens et à les corrompre — en un mot, aux mêmes périls qui ont menacé leur jeunesse, grâce au mystère dont était entouré tout ce qui se rapportait au sexe.

Si les parents pouvaient lire les lettres qui me parviennent de tous les points du globe, de jeunes garçons et de jeunes gens qui ont lu mes livres, ils comprendraient leur responsabilité envers leurs enfants et leur devoir de les rendre intelligents, en leur parlant avec respect et pureté des sujets qui excitent si tôt leur curiosité.

Le refrain constant de toutes ces lettres est celui-ci : « Pourquoi ne m'a-t-on pas averti ? Aucun ami, aucun professeur, pas même notre pasteur ou notre docteur, ne m'ont dit un mot sur ce sujet ! Mon père et ma mère, qui connaissaient les dangers auxquels j'étais exposé, ne m'ont jamais mis en garde. Au lieu de me dire la vérité sur ces choses, ils ont essayé de me tromper ou m'ont laissé plongé dans mon ignorance ! »

Un jeune homme m'écrit : « Mes parents m'ont mis en garde contre l'usage du tabac et des liqueurs ; ils m'ont appris qu'il ne faut ni jouer, ni jurer, ni voler. Ils m'ont envoyé à l'école du dimanche et m'ont enseigné à prier ; ils ont fait consciencieusement leur devoir à mon égard, sauf... me renseigner sur le vice qui a causé ma ruine. » Beaucoup de jeunes gens s'écrient dans leur détresse : « Comment pourrai-je jamais pardonner à mes parents leur négligence à cet égard ? »

Les parents ont raison d'instruire leurs enfants en ce qui concerne l'honnêteté, la droiture et l'honneur, et de les mettre en garde contre l'ivrognerie ; cependant des milliers de garçons et de fillettes ne seront jamais exposés à des tentations de cette nature, tandis qu'il n'y a pas un seul enfant, normalement constitué, qui n'ait pas, tôt ou tard, à rencontrer sur sa route les tentations qui proviennent de ce que nous sommes des hommes et des femmes, et de ce que Dieu a voulu que le plus grand bonheur terrestre dépende de l'union des sexes.

Ces tentations étant inévitables et universelles, il ne faut pas que les enfants soient laissés dans une ignorance qui les conduirait à l'erreur et au péché. L'obligation de les avertir est, pour les parents, un devoir sacré.

Les instituteurs et les institutrices, les pasteurs et les docteurs ont aussi leur part de responsabilité, mais ils ne peuvent décharger entièrement les parents de leur devoir de former l'enfant pour les responsabilités de la vie, de lui apprendre ce qu'il doit à lui-même, à Dieu et à son prochain. Si l'enfant, qui attend de ses parents la nourriture, l'abri, le vêtement, l'éducation, ne peut attendre aussi d'eux les avertissements et les conseils sur un sujet des plus sacrés, auprès de qui ira-t-il les chercher ? Si Dieu a fait les parents procréateurs avec Lui pour perpétuer la race humaine, s'Il a groupé autour du mari et de la femme, dans le *home*, les plus pures, les plus saintes et les plus sacrées des relations terrestres, pourquoi rougirions-nous devant nos enfants quand ceux-ci nous posent des questions concernant les origines de la vie, et, au lieu de saisir cette occasion de les éclairer scientifiquement, les tromperions-nous par des fables dont ils découvriront bientôt la fausseté, et qui auront pour conséquence de détruire leur confiance dans notre véracité ? En agissant ainsi nous exposerions nos enfants à recevoir ces mêmes instructions de camarades plus âgés qui leur enseigneraient d'une manière impure les choses les plus sacrées !

Si vous voulez que vos enfants soient véridiques, pourquoi ne le seriez-vous pas à leur égard ? Vous n'aimeriez pas qu'ils vous trompent, pourquoi les trompez-vous ? A quoi serviront tous vos préceptes si vous ne prêchez pas d'exemple ? Est-il extraordinaire, dès lors, que votre enfant perde confiance en vous et ne vous parle plus de ces sujets, qu'il vous déçoive comme vous l'avez déçu vous-mêmes ? Pourquoi détruiriez-vous la confiance en l'intégrité et l'honneur de ses parents, que le Créateur a si sagement placée dans le cœur de tout enfant ?

Soyez sûrs que les fables que vous essayez de faire accepter ne trompent pas longtemps les enfants, mais détruisent leur confiance en vous. En voulez-vous un exemple ?

Par une belle journée de mai, un petit garçon, âgé d'environ quatre ans, jouait seul près d'un pommier, dans le jardin. Tandis qu'il jouait, un

lapereau sortit d'un terrier qui se trouvait près de
là. L'enfant le saisit, et charmé de la possession
de ce trésor, il courut le montrer à sa mère. Son
bonheur dura tout le jour. Quand vint le soir, son
père lui conseilla de porter le lapereau près du
terrier et de le laisser à ses parents pour la nuit,
l'assurant que le lendemain matin il sortirait de
son trou et reviendrait s'amuser avec lui. Le petit
garçon trouva que c'était très raisonnable. Mais
imaginez son désappointement, le jour suivant,
quand après avoir attendu plus d'une heure, l'idée
lui vint qu'il avait été trompé par son père ! Il
est maintenant un homme, mais en me racontant
cet incident de son enfance, il me dit que l'amer-
tume qu'il ressentit ce jour-là à l'égard de son
père fut telle, qu'il résolut de ne plus jamais se
confier en lui pour quoi que ce soit.

N'aurait-il pas été aussi facile au père de lui
représenter le chagrin des parents cherchant tout
le jour leur petit lapereau, trop jeune pour dormir loin de sa mère ? Il aurait ainsi appris à son
enfant à avoir de la pitié pour les animaux, et
n'aurait pas ébranlé sa foi candide.

Certains parents demanderont peut-être à quel
âge il faut parler aux enfants des choses qui con-
cernent la naissance. Nous répondrons que dès
qu'une question est posée, elle exige une réponse
vraie, mais faite avec intelligence et sagesse , peu
importe l'âge de l'enfant.

Un prélat de l'Eglise catholique romaine a pu

dire, en parlant de l'instruction religieuse de la jeunesse : « Donnez-moi les enfants avant qu'ils aient atteint l'âge de sept ans — ensuite vous pourrez leur enseigner tout ce que vous voudrez — ils seront à moi pour toujours. »

On peut en dire autant de l'instruction que les parents donneront à leurs enfants sur la pureté ; les premières années sont les plus favorables. La plupart des parents croient qu'ils ne doivent pas leur en parler avant l'âge de douze ou treize ans; ils ne se doutent pas que le mal a déjà souillé leur imagination, si ce n'est leur corps. Ils risquent alors de ne plus rien pouvoir leur apprendre et de constater que le mystère de la reproduction a perdu pour eux tout caractère sacré — et cela pour toujours.

J'ai connu des milliers de jeunes garçons ruinés physiquement et moralement, parce que les parents ne les avaient ni avertis, ni instruits ; je n'en ai jamais connu un qui l'ait été parce que ses parents l'ont instruit trop jeune, même s'ils n'étaient pas qualifiés pour lui parler de ces sujets de la manière la plus sage.

Le moment auquel s'éveillera la curiosité de l'enfant dépend de son intelligence et de son développement. S'il n'est pas sot, les *pourquoi* et les *comment* ne tarderont pas à sortir de ses lèvres. La manière dont la vie se reproduit, l'origine des choses et des êtres, font partie des premières investigations de l'enfant ; il faut pouvoir répondre avec justesse.

Mais, comme je l'ai déjà dit, il ne suffit pas
que la réponse soit vraie et digne de confiance,
elle doit aussi être intelligente et judicieuse, assez
complète et satisfaisante pour calmer la curiosité,
sans laisser de place à des doutes qui l'excite-
raient toujours plus.

Pendant les deux premières années de son existence, un enfant apprend de ses parents à connaître ce qui l'entoure. Sans avoir une connaissance quelconque de la langue, il apprend le sens
des mots et la manière de les prononcer, plus
vite même qu'une personne de trente ou quarante
ans n'apprendrait une langue étrangère, dans le
même temps, quoique placée dans des circonstances
aussi favorables. On constate aussi que les enfants
ont une grande facilité pour apprendre une langue
étrangère et qu'ils en saisissent la prononciation
avec une justesse que n'atteignent pas les adultes.

L'enfant arrive dans ce monde sans rien savoir
des objets ou des personnes qui l'entourent. Son
intelligence est vierge de toute empreinte, mais,
comme la plaque photographique, elle est sensible
à toute impression. L'enfance est le moment où
les pensées et les sentiments pénètrent dans l'âme
d'une manière ineffaçable.

S'il en est ainsi, n'est-il pas important que les
premières notions sur les fonctions et les relations
les plus sacrées soient données de manière à élever les pensées de l'enfant, jusqu'à ce qu'il puisse
comprendre le but que Dieu leur a assigné dans
sa sagesse infinie ?

Si nous avons réussi à écarter tout doute sur le devoir des parents d'instruire leurs enfants à cet égard, il est nécessaire maintenant de savoir comment s'y prendre pour traiter le sujet. C'est dans le but d'aider les parents que ce petit livre a été écrit. Des milliers d'entre eux, de tous pays, s'en sont servi avec succès, et l'auteur ne connaît pas un seul cas où les informations qui y sont contenues aient eu de mauvais résultats, ou aient poussé l'enfant à faire les questions embarrassantes que les parents redoutent.

Il est important que les parents le lisent d'abord eux-mêmes, afin d'avoir une conception juste de tout le sujet ; ils apprendront ainsi ce qu'il est bon d'enseigner à l'enfant sur ces matières. Quand ils l'auront lu, ils seront les meilleurs juges pour décider s'ils le mettront directement entre les mains de leurs enfants, ou s'ils leur en liront un fragment chaque soir.

Le plus grand danger auquel les parents soient exposés est d'ajourner leur décision avec la pensée que *d'autres enfants* peuvent avoir besoin de ces informations, mais pas *les leurs*. Réfléchissez cependant que la pensée que vous avez à l'égard des enfants des autres, leurs parents l'ont aussi à l'égard des vôtres.

Les tentations et les dangers sont peut-être pour votre enfant plus objectifs que subjectifs, plus intérieurs qu'extérieurs. Votre enfant en sait, sans aucun doute, beaucoup plus sur ces sujets que vous ne vous l'imaginez, et le danger consiste en ce qu'il peut apprendre ou que même, très probablement, il a déjà appris ces choses d'une manière impure. Si vous avez essayé de le tromper, il est fort probable qu'il suit votre exemple, et cherche à son tour à vous tromper. En lui parlant franchement et honnêtement, vous serez étonnés de constater tout ce qu'il sait déjà.

Si vous suivez tous les conseils renfermés dans cet avant-propos, vous obtiendrez — j'en suis certain, parce que j'en ai des preuves — d'excellents résultats.

D'abord, votre enfant reconnaîtra que vous agissez droitement envers lui. Et recevant de vous des informations exactes, données purement, il n'aura plus l'idée, ni l'envie, de poser des questions saugrenues et embarrassantes sur tout ce qui concerne la reproduction. Puis cela créera, entre lui et vous, un nouveau lien d'affection. Il aura confiance en vous, et vous parlera librement de tout ce qui le préoccupe, ainsi que de tout ce qu'il entend dire autour de lui, vous pourrez le diriger et rectifier les erreurs qu'il aurait entendues. Vous constaterez que les enfants peuvent garder des secrets *avec* leurs parents, aussi bien qu'en garder *envers* eux. Et lorsque votre enfant aura découvert qu'il peut obtenir de vous toutes les informations qu'il désire, il n'aura plus l'idée d'en aller chercher ailleurs.

Ce petit livre contient tout ce qu'un garçon a

besoin de savoir jusqu'à dix-sept ou dix-huit ans, âge auquel il pourra lire le volume intitulé : *Ce que tout jeune homme devrait savoir.*

Il ne faut pas que l'esprit se fixe trop souvent, ni trop longtemps sur ces sujets ; c'est une des raisons pour lesquelles des réponses satisfaisantes, capables de calmer la curiosité sont nécessaires.

Si vous désiriez protéger avec succès votre enfant contre les maladies contagieuses, vous n'auriez aucun repos en apprenant que la contagion demeure dans votre voisinage ou parmi vos parents et amis. Vous ne voudrez pas non plus que les parents qui vous entourent, ou font partie de votre famille ou du cercle de vos amis, laissent leurs enfants se corrompre. Vous les mettrez en garde, et leur conseillerez la lecture de ce volume.

Veillez aussi à ce que la nature morale et religieuse de votre enfant soit développée et disciplinée, afin qu'elle devienne une aide et un appui à l'heure de la tentation. Bien que l'éducation morale ne puisse se passer d'instructions loyales sur tout ce qui concerne le sexe, ces instructions elles-mêmes ne seraient pas une sauvegarde suffisante, là où l'éducation morale ferait défaut. Mais ces deux éléments combinés garderont l'enfant à l'heure de la tentation et au jour du danger.

PRÉFACE

———

Lorsque l'auteur n'était lui-même qu'un jeune garçon, il sentit la nécessité d'un livre comme celui-ci. Ce sentiment ne fit que s'accroître quand il fut étudiant, puis pasteur ; il comprit toujours mieux le bien que pourrait faire un livre sérieux, écrit purement, capable d'inspirer la confiance et d'éclairer les jeunes garçons. Il résolut alors — il y a de cela plus de vingt ans — de consacrer tous ses dons à l'accomplissement de cette tâche délicate, le jour où Dieu l'y appellerait. C'est pour accomplir ce désir, que l'écrivain, au moment où il terminait le manuscrit d'un livre adressé aux jeunes hommes, se décida à en écrire aussi un pour les jeunes garçons.

Ceux qui se souviennent de leur propre enfance, ou ceux qui ont soigneusement observé les enfants, comprendront la nécessité et l'importance de ce volume.

Les parents et les critiques littéraires se souviendront de l'âge des garçons auquel il s'adresse. Le langage en est forcément simple, afin qu'il soit bien compris ; nous avons évité les expressions qui n'auraient pas clairement rendu notre pensée, et nous avons dû même — au risque de nous répéter — rappeler, par intervalles, certains faits primordiaux, qui doivent se graver dans la mémoire de l'enfant.

Ce livre est destiné à être placé dans les mains des garçons assez avancés pour le comprendre, ou à être lu par les parents. Si ceux-ci craignaient que leur enfant ne leur pose des questions embarrassantes et saugrenues, nous pouvons leur affirmer qu'il n'en sera rien, et même si le cas se présentait, ils n'auraient qu'à lui dire d'attendre que la lecture du volume soit terminée pour avoir la réponse à ses questions.

Nous croyons que ce livre intéressera grands et petits, jeunes et vieux ; il ne contient pas d'informations qui ne pourraient être comprises que par des adultes. Les volumes de la série que nous publions forment une suite, mais ils peuvent cependant être compris, et lus avec profit, séparément.

Si cet ouvrage répond aux besoins des jeunes garçons et leur est utile, s'il mérite l'approbation des parents, l'auteur aura atteint le but qu'il s'est proposé.

Philadelphia Pa.

Sylvanus Stall.

INTRODUCTION

Chaque soir, pendant quelques instants, la maman d'Henry lui lisait un chapitre d'un livre, écrit pour les enfants par Monsieur Stall. Une après-midi, en rentrant de l'école, notre garçon trouva la place de maman occupée par une personne âgée qui lui présenta un bébé en lui disant que c'était sa petite sœur. Intelligent et observateur, Henry ressentit un mélange de plaisir et de perplexité, qui le fit courir dans la chambre de sa mère et lui demander : « D'où bébé est-elle venue ? »

Les parents se sont adressés à l'auteur du livre qu'Henry aimait pour qu'il donnât une réponse à sa question. La voici :

Mon cher Henry,

J'ai reçu la lettre de ta maman, me demandant d'occuper sa place vacante pendant quelques soirs, et de te dire, à l'heure où tu aimes écouter une histoire, comment Dieu a créé tout ce qui vit sur la terre.

La distance et d'autres circonstances ne me permettent pas d'aller à toi, mais ton père a consenti à ce qu'on transporte son phonographe dans ta chambre ; tu pourras ainsi, chaque soir, entendre la conversation qui sera enregistrée par celui que je possède dans ma salle d'études. Je m'appliquerai à parler distinctement et à me servir d'expressions que tu puisses facilement comprendre, afin que tu aies une réponse satisfaisante à ta question.

Quand la lettre de ta maman m'est parvenue, j'étais justement occupé à écrire un livre pour les jeunes gens, sur le même sujet ; ta question correspond donc à mes préoccupations actuelles.

Je t'envoie le premier cylindre avec cette lettre. Que Dieu te bénisse et fasse de toi un homme pur et bon !

ton ami sincère,

SYLVANUS STALL.

PREMIÈRE PARTIE

Le but que Dieu s'est proposé

en dotant

les plantes, les animaux et les hommes

d'organes reproducteurs.

PREMIÈRE CAUSERIE

❖

La question de l'origine de la vie. — Le récit de la Genèse.
— Différence entre *faire* et *créer*. — Dieu a tiré toutes
choses du néant. — Dieu n'a pas donné aux êtres inorganiques le pouvoir de se reproduire. — Il l'a conféré aux
êtres organiques. — Le pouvoir reproducteur ressemble
au pouvoir créateur.

La question que tu as posée, mon cher Henry,
est celle que tout le monde se pose, une fois ou
l'autre. — D'où, et comment suis-je venu dans ce
monde ? — Elle est très naturelle, et mérite une
réponse exacte et compréhensible.

Le garçon qui a, auprès de lui, des parents ou
des amis capables de lui donner cette réponse est
heureux ; il est ainsi sauvegardé des pensées viles
et fausses qui ont trop souvent cours parmi les
garçons et les jeunes gens ignorants.

Si tu avais demandé d'où proviennent la loco-
motive et le bateau à vapeur, le télégraphe et le
téléphone, il nous aurait paru raisonnable, pour
développer ton intelligence, de te parler de l'origine de ces choses en te faisant connaître leurs

inventeurs : George Stephenson et Robert Fulton, Benjamin Franklin et Samuel Morse, Graham Bell et Thomas Edison, ainsi que leurs travaux.

Je procéderai de la même manière pour répondre à ta question : « D'où suis-je venu ? » c'est pourquoi, nous nous demanderons tout d'abord : « D'où sont venus Adam et Eve, le premier homme et la première femme ? » Tu sais, sans doute, que c'est Dieu qui les créa ; tu as lu les récits des premières pages de la Genèse. Mais il y a probablement bien des choses que tu n'as pas remarquées en les lisant. Examinons-les ensemble.

Les premières paroles que nous lisons sont : « Au commencement, Dieu *créa* les cieux et la terre. » Il y a une grande différence entre *créer* une chose ou la *faire*. Quand un entrepreneur construit une maison, il rassemble les matériaux nécessaires : pierres, briques, planches, poutres, tuiles, lattes, etc., et avec cela il fait bâtir la maison ; mais lorsqu'elle est terminée, il n'a rien créé. Il a simplement employé ces différents matériaux, ou changé leur forme, pour faire ce que nous nommons une maison. Il n'a rien *créé*, il a *fait* quelque chose.

Il n'en est pas de même de Dieu. Au commencement, Dieu ne se servit pas de matériaux pour construire le monde, mais avec sa puissance et sa sagesse illimitées, Il commanda simplement, et les choses se firent. Alors que l'obscurité régnait partout, Dieu dit : « Que la lumière soit ! » et la lumière fut. Dans une seconde période —que la Bible nomme « jour », mais dont nous ne connaissons pas la durée — Dieu créa le firmament ; ainsi, en six périodes, Dieu créa tout ce qui existe sur la terre, tout ce qui nage dans les eaux, vole dans l'air et brille dans les cieux.

A quelques-unes de ces créatures, Dieu donna le pouvoir de se reproduire, c'est-à-dire de produire d'autres êtres semblables à elles-mêmes ; elles font partie du règne organique. D'autres créations de Dieu, que les hommes nomment inorganiques comme le soleil, la lune, les étoiles, les rochers, les montagnes, les océans, etc., n'ont pas le pouvoir de se reproduire. Elles dureront jusqu'à ce que Dieu les détruise lui-même, elles n'ont donc pas besoin de se reproduire. Mais les êtres organiques, comme les plantes, les arbres, les poissons, les oiseaux, les quadrupèdes et l'homme, ne vivent que pour un temps, puis ils disparaissent. Dieu aurait pu, s'Il l'avait voulu, créer de temps en temps d'autres êtres pour remplacer les disparus ; mais dans son amour et sa sagesse, Il a donné à tous les êtres organiques le pouvoir de se reproduire. Ce pouvoir n'est pas le pouvoir créateur ; cependant il lui ressemble, et les hommes les plus savants n'ont pas encore pu le comprendre, ni l'expliquer parfaitement.

Voilà Henry, les magnifiques sujets que nous étudierons ensemble, avec respect. Pour que tu aies une réponse satisfaisante à la question :

« D'où est venu chacun des êtres qui vivent sur la terre ? » il sera nécessaire que nous parlions de la création plus en détail. Nous commencerons demain soir.

DEUXIEME CAUSERIE

Création des plantes et des animaux. — Création d'Adam et d'Eve. — Le récit biblique. — Le pouvoir reproducteur, conféré par Dieu. — Les lois de Dieu ne renferment rien d'impur. — Si nous ne rougissons pas de la création d'Adam et d'Eve, nous ne rougirons pas non plus de la naissance de Caïn et d'Abel. — Il nous faut « repenser les pensées de Dieu ». — Le pouvoir reproducteur ressemble au pouvoir créateur.

Je désire te parler ce soir, cher garçon, de la manière dont Dieu créa Adam et Eve, et ordonna la reproduction des plantes, des animaux et de l'homme.

Retournons au premier chapitre de la Genèse. Nous lisons qu'à la troisième période de la création, Dieu créa la verdure, l'herbe et les plantes, « chacune portant de la semence, selon son espèce. » Pendant la cinquième période, Dieu créa les poissons et les oiseaux, et « Il les bénit en disant : Soyez féconds et multipliez. » A la sixième période, Il créa « le bétail, les reptiles et tous les animaux terrestres, selon leur espèce. » Et enfin le dernier de tous, l'homme fut créé par Dieu.

Maintenant, si nous rassemblons et coordonnons les différents versets du premier et du second chapitre de la Genèse pour en faire un récit unique sur la création de l'homme, nous lisons ceci :

« Dieu dit : Faisons l'homme à notre image et à notre ressemblance, et qu'il domine sur les poissons de la mer, sur les oiseaux du ciel, sur le bétail, sur toute la terre, et sur tous les reptiles qui rampent sur la terre. Et l'Eternel Dieu forma l'homme de la poussière de la terre; Il souffla dans ses narines un souffle de vie, et l'homme devint un être vivant. Puis l'Eternel Dieu planta un jardin en Eden, du côté de l'Orient, et Il y mit l'homme qu'Il avait formé. Et l'Eternel Dieu dit : Il n'est pas bon que l'homme soit seul ; je lui ferai une aide semblable à lui. Alors l'Eternel fit tomber un profond sommeil sur l'homme, qui s'endormit ; il prit une de ses côtes et referma la chair à sa place. L'Eternel Dieu forma une femme de la côte qu'Il avait prise de l'homme, et Il l'amena vers l'homme. Et Adam dit : « Voici cette fois, celle qui est os de mes os et chair de ma chair ! On l'appellera femme, parce qu'elle a été prise de l'homme. C'est pourquoi l'homme quittera son père et sa mère et s'attachera à sa femme, et ils deviendront une seule chair. Ainsi Dieu créa l'homme à son image, Il le créa à l'image de Dieu ; Il créa l'homme et la femme. Dieu les bénit et leur dit : Soyez féconds, multipliez, remplissez la terre et l'assujettissez, et dominez sur les poissons de la mer, sur les oiseaux du ciel et sur tout animal qui se meut sur la terre. »

Je suis sûr, mon cher garçon, que tu trouveras, comme moi, ce récit admirable. Il nous révèle la méthode de Dieu pour produire d'autres êtres qui devront remplacer les plantes, les animaux et l'homme, quand ils mourront et disparaîtront. Cette méthode ou loi, par laquelle les plantes et les animaux produisent d'autres plantes et d'autres animaux, semblables à eux-mêmes, qui prendront leur place et perpétueront la vie sur la terre, fut donc instituée par Dieu, et ne peut par conséquent rien renfermer d'impur.

Nous ne rougissons pas en lisant le récit de la création d'Adam et d'Eve, et nous ne trouvons pas impur le pouvoir merveilleux de Dieu qui les créa. Nous ne rougirons pas non plus et ne trouverons rien d'impur à la manière non moins merveilleuse et mystérieuse par laquelle Dieu créa Caïn et Abel, et par laquelle il fait naître, jour après jour, et année après année, de nouvelles générations qui prendront la place des générations qui s'en vont. Lorsque nous nous souvenons qu'aucune pensée impure n'est jamais entrée dans l'esprit de notre Père céleste, quand Il a entrepris l'œuvre de la création, nous comprenons que toute pensée fausse ou vile sur ce sujet — qui doit nous être aussi sacré que tout autre — vient de Satan et non de

Dieu. Il nous faut demander à Dieu qu'Il nous apprenne à « repenser ses pensées » sur ce sujet, et à l'étudier avec un esprit sérieux et respectueux.

Tu as sans doute remarqué, en lisant le récit de la Genèse, cette petite phrase qui revient à chaque instant comme un refrain : « chacun selon son espèce. » Cela signifie que lorsque nous semons des pépins de pommes, nous obtenons toujours des pommiers, et non des noyers ou d'autres arbres fruitiers, que les noyaux des pêches produisent toujours des pêchers ; et il en est de même pour toutes les formes de vie.

Ainsi, Dieu a doté les plantes et les animaux et toute créature vivante, d'un pouvoir qui n'est pas le pouvoir créateur, mais qui lui ressemble cependant beaucoup, et qu'on nomme pouvoir reproducteur. C'est par lui que les plantes produisent des semences, et que ces semences, mises en terre, germent et donnent des petites plantes qui ressemblent à la plante-mère qui les a produites.

Tu apprendras par le prochain cylindre comment ces choses sont possibles.

TROISIÈME CAUSERIE

Les plantes, mâle et femelle. — Les deux sexes sur la
même tige, ne se remarquent qu'à la maturité de la plante,
dans la reproduction. — Etude d'une tige de maïs. — Les
sexes sont parfois séparés. — Le vent et les insectes
transportent alors le pollen. — Si la possibilité de se reproduire était enlevée aux plantes, toute vie végétale dis-
paraîtrait, et les animaux et l'homme mourraient de faim.

A la fin de notre causerie, hier au soir, je te
parlais de plantes qui naissent d'une graine dé-
posée dans la terre. Cette nouvelle plante est l'enfant de la plante-mère, comme les petits oiseaux
dans les nids sont les enfants des oiseaux qui ont
bâti ces nids, couvé les œufs, et soigné ensuite,
avec tant de sollicitude, les petits qui en sont sortis.
Tu as remarqué que chaque oiseau a un père et
une mère. Mais dans le récit de la création, tu
n'as peut-être pas fait attention à la signification
de cette parole : « Il les créa mâle et femelle. »
Tu as reconnu ce fait chez les oiseaux et les animaux, mais tu n'as probablement pas pensé que
chaque plante a aussi un père et une mère et que,

par conséquent, on peut aussi dire de tous les végétaux : « Il les créa mâle et femelle. »

Chez quelques plantes, les deux sexes se trouvent ensemble sur la même tige, mais leur nature
différente ne s'observe que pendant l'époque de la
maturité de la plante, alors que la graine doit se
produire pour perpétuer plus tard l'espèce.

La manière dont les deux sexes sont unis, et se
séparent cependant, pour former la semence de laquelle sortira la petite plante est assez facile à
discerner dans un champ où pousse le maïs. Quand
la tige de cette plante a atteint sa grandeur et que
les épis commencent à se former et à laisser échapper cette soie fine que tu as sans doute remarquée
vers la pointe de l'épi, un grand nombre de petites
fleurs apparaissent ; les garçons les nomment ordinairement des houppes. Eh bien, ces épis avec
leur balle d'où pend la soie, sont la mère ou la
manifestation femelle de la plante, tandis que les
houppes avec leurs fleurs recouvertes de pollen —
poussière jaune — sont le père ou la manifestation mâle de la plante. Quand une bise légère vient
agiter les tiges de maïs, le pollen des houppes
tombe sur les soies qui le transportent aux grains
de l'épi, de manière à ce que chacun d'eux reçoive
ce principe de vie, sans lequel il ne pourrait croître.

Dans toutes les plantes, les sexes se trouvent
dans la fleur ; dans les roses des buissons comme
dans les fleurs des arbres fruitiers. Quelquefois

les deux natures, mâle et femelle, sont unies sur la même tige, comme dans le maïs, tandis que pour d'autres plantes les sexes se trouvent sur des tiges différentes ou même sur des plantes séparées.

Quand ils se trouvent dans la même fleur, le pollen de l'anthère mâle se répand facilement sur le stigmate femelle, et passe ainsi par un conduit, qu'on nomme le style, dans l'ovaire qui est caché sous les pétales de la fleur, et où les graines, après avoir été fertilisées par le pollen parviendront à maturité. Chez quelques espèces, les sexes sont dans des fleurs séparées, placées parfois sur la même branche, d'autrefois sur des branches différentes de la même plante. Quelquefois même ils se trouvent sur des plantes séparées par des distances plus ou moins grandes — elles peuvent atteindre plusieurs centaines de mètres. Le pollen de la fleur mâle est alors porté à la fleur femelle par le vent, les abeilles ou d'autres insectes qui ne se doutent guère du service qu'ils leur rendent, mais cherchent seulement à se nourrir du suc qu'elles renferment et à en faire des provisions pour l'hiver.

Tout ceci ne t'aide-t-il pas à comprendre quelle sagesse Dieu a déployée, dès le commencement, quand Il créa les plantes et tous les végétaux, chacun « portant semence d'après son espèce, » et la manière dont Il continue à reproduire, à perpétuer la vie de chaque herbe, de chaque plante, pour remplacer celles qui disparaissent. Si les végétaux se trouvaient tout à coup privés de ce pouvoir reproducteur, il n'y aurait bientôt plus de fruits, plus de grains ou de nourriture d'aucune espèce, et la famine et la mort s'étendraient sur tous les animaux, et sur l'homme, sur la surface de la terre entière.

Ainsi, mon garçon, tu vois qu'en acceptant les enseignements de Dieu dans la nature et dans la Bible, nous arrivons, pas à pas, à trouver une réponse satisfaisante à la question que tu as posée à ta maman en rentrant de l'école, le jour où tu as trouvé ta petite sœur couchée dans son berceau.

Demain soir, je te dirai comment Dieu a pourvu à ce que chaque petit animal ait aussi un père et une mère.

QUATRIÈME CAUSERIE

❖

La vie de la plante se perpétue par la reproduction. — Les
êtres organisés se divisent en êtres organisés sensibles et
êtres organisés insensibles. — Ceux qui sont sensibles font
des œufs. — Les deux sexes sont unis dans l'huître. —
Ils sont séparés chez les poissons. — La femelle du poisson pond les œufs, le mâle les féconde avec un liquide,
en nageant au-dessus d'eux. — Les œufs du poisson sont
amenés à maturité par l'action de l'eau et la chaleur du
soleil. — Les petites huîtres et les petits poissons naissent
orphelins.

Je t'ai déjà dit, mon cher Henry, que lorsque
Dieu créa le soleil, la lune, les étoiles, les rochers,
les montagnes, les mers et tout ce que nous nommons des êtres inorganiques, Il ne leur donna pas
la possibilité de se reproduire, mais Il se réserva
à lui-même, le pouvoir de les détruire ou d'en
créer d'autres, comme Il l'entend. Je t'ai dit aussi
comment les herbes, les arbres et tout ce que nous
nommons des êtres organisés, peuvent se reproduire ; ces nouveaux individus doivent commencer
la vie comme des bébés. Chez les plantes, les végétaux, les céréales, ce processus se répète, tou-

jours le même. D'abord la fleur, puis le fruit ou semence, et ces semences, à leur tour, produiront d'autres plantes semblables, qui se reproduiront de même, et ainsi de suite, jusqu'à la fin du monde.

En nous rappelant ces choses, nous serons préparés, ce soir, à faire un pas de plus. Les êtres organisés se divisent en deux classes. La première se composant de ceux qui ont des nerfs et un ou plusieurs sens, sont nommés êtres organisés sensibles. L'autre classe se compose des végétaux qui n'ont ni nerfs, ni sens, et se nomment être organisés insensibles.

Quand nous arrivons aux oiseaux, aux poissons et à toutes les espèces d'animaux, nous constatons que le père et la mère ne s'unissent plus pour produire des graines comme les plantes, mais pour produire un œuf. Certains œufs, comme ceux des oiseaux, sont recouverts d'une coquille. Chez les êtres organisés sensibles, le père ne produit plus du pollen comme chez les plantes, mais il produit un liquide qui a le même office à remplir dans l'œuf, que le pollen dans les plantes, et cela de différentes manières, comme nous allons le constater.

Prenons une huître qui ne peut ni entendre, ni voir, ni sentir, ni même goûter, et qui n'ayant que le seul sens du toucher, est considérée comme occupant une place inférieure dans l'échelle des êtres sensibles. Nous verrons que, comme dans la plupart des plantes, les sexes sont réunis dans l'huître et qu'ils contribuent à la formation de l'œuf dans son corps, chacun pour sa part. Quand les œufs sont tout à fait formés — ce qui arrive au printemps — ils sont expulsés du corps de l'huître et flottent sur l'eau jusqu'à ce qu'ils rencontrent un rocher, la coquille d'une autre huître, ou quelque substance dure à laquelle ils s'attachent. Immédiatement, la coquille, qui constitue à la fois l'habitation de l'huître et son vêtement, commence à se former autour du petit corps.

Chez les poissons, c'est différent. La mère a son corps spécial et le père a le sien. Ainsi le petit poisson, comme les enfants, a deux parents.

Je suppose qu'au printemps, quand maman a acheté une alose, tu as observé la cuisinière pendant qu'elle la nettoyait, et tu as sans doute remarqué que le corps de ce poisson renfermait des milliers d'œufs. Pendant la plus grande partie de l'année, l'alose vit dans les eaux profondes, et au printemps, quand son corps est plein d'œufs qui se sont formés pendant l'année, elle nage dans les baies ou remonte la rivière jusqu'à ce qu'elle trouve une place tranquille et sûre où elle dépose ses œufs ou son *frai*, comme on dit. C'est pendant ce voyage que les aloses sont capturées par les pêcheurs dans de grands filets. Les aloses mâles accompagnent les femelles, et quand ces dernières ont pondu leurs œufs — qui flottent agglutinés par une substance qui ressemble au blanc d'œuf — ils s'approchent et nagent au-dessus des œufs, expulsant de leurs corps un liquide gluant qui ressemble aussi au blanc d'œuf. Les œufs sont ainsi fécondés de même que les grains de maïs sont fertilisés par le pollen.

Après que les œufs des poissons ont été déposés dans un endroit convenable et fécondés par le mâle, les parents les abandonnent au mouvement de l'eau et à la chaleur du soleil. Les petits poissons, comme les petites huîtres, ne connaissent jamais leurs parents, ils naissent orphelins.

Demain soir, je te parlerai des petits oiseaux et des petits animaux.

CINQUIÈME CAUSERIE

La croissance des graines. — L'incubation des œufs. — Les
mœurs des oiseaux pendant l'incubation. — La magnifi-
que leçon qu'ils nous donnent. — Dangers auxquels les
petits oiseaux sont exposés. — Leurs migrations. — Les
animaux terrestres viennent après eux dans l'ordre de la
Création. — Ils ne pondent pas leurs œufs, mais ceux-ci
sont conservés dans le corps de la mère, merveilleusement construit pour cela. — L'animal naît quand il a
atteint un développement suffisant. — Après sa naissance
il est encore nourri par sa mère qui le sèvrera quand ses
dents pousseront. — Les formes animales inférieures
atteignent plus vite leur maturité corporelle. — L'homme
est la créature la plus élevée dans l'échelle des êtres. —
Il atteint sa maturité beaucoup plus tard que tous les animaux. — Valeur des années de l'enfance.

Je t'ai promis, hier au soir, de te parler aujourd'hui des petits oiseaux et des animaux. Au
printemps de cette année, tu as été au jardin avec
maman, et tu as vu comment elle a semé   graines de fleurs et de légumes. Après les avoir mises
dans la terre, elle les a recouvertes soigneusement,
afin que l'humidité du sol et la chaleur du soleil
éveillent la vie dormant dans les graines, où les

petites plantes sont cachées, prêtes à croître, jusqu'à ce qu'elles deviennent des plantes semblables à leurs parents.

Quand tu as remarqué les petits œufs qui se trouvaient dans le nid construit sur l'arbre qui est près de ta fenêtre, as-tu pensé que ces œufs étaient les semences d'où sortiraient des petits oiseaux ? C'est cependant la réalité. Mais au lieu d'être placés dans la terre, comme les graines des plantes, ils sont placés dans un nid construit par les parents oiseaux, qui les font éclore par la chaleur de leur propre corps, éveillant ainsi la vie qui est cachée dans les œufs, afin que les corps des petits oiseaux puissent se former et croître, selon la volonté du Créateur. Au bout de deux ou trois semaines, les petits brisent la coquille de leur œuf et en sortent.

Si tu as observé attentivement les parents, pendans les semaines qui ont précédé la naissance des petits oiseaux, tu auras vu que la mère restait, pour la plupart du temps, couchée sur les œufs pour les tenir au chaud, tandis que le père, perché sur une branche voisine, chantait pour l'égayer tout en lui tenant compagnie. Puis, il s'envolait, parfois, et revenait bientôt avec un ver ou un insecte à son bec, qu'il offrait aimablement à la femelle. Quand celle-ci était fatiguée d'être accroupie, ils s'envolaient tous deux ; mais bien vite, le père revenait prendre la place de la mère dans le nid, et tenait les œufs au chaud, jusqu'à ce qu'elle ait pris le repos et le délassement nécessaires.

La vie de ces deux oiseaux est pleine de dévouement et de tendresse, et il nous est impossible de l'observer, sans en retirer une leçon d'amour et de fidélité.

Lorsque les petits oiseaux sont nés, les parents unissent leurs efforts pour les nourrir, et quand ils ont grossi et que leurs plumes ont grandi, le père et la mère sont en souci, de crainte que leurs petits, en essayant trop vite leurs ailes, tombent sur le sol et soient mangés par les chats, ou meurent de faim ou de froid. Au moment voulu, les petits oiseaux voleront en sécurité ; tout l'été, ils resteront dans le voisinage de leur nid, puis en automne, ils partiront pour des climats plus chauds. S'ils ne deviennent pas la proie du chasseur, ils reviendront au printemps, se chercheront une compagne ou un compagnon, et bâtiront à leur tour le nid où ils élèveront leur nichée.

Dans l'ordre de la Création, les animaux terrestres apparaissent après les oiseaux. Ces animaux ne pondent pas des œufs, comme les oiseaux ou les poissons, pour une bonne raison. Tu te souviens de ce que nous avons étudié chez les poissons : la plupart d'entre eux pondent des milliers d'œufs dans une seule saison : quelques morues renferment parfois de 16 à 20 millions d'œufs. Une grande partie de ces œufs n'éclosent jamais à cause des mauvaises conditions dans lesquelles ils se trouvent placés, d'autres sont mangés par de plus gros poissons — car les poissons sont carnivores et mangent leur progéniture. — Les œufs des oiseaux sont aussi exposés à différentes causes de destruction ; les œufs de canards, d'oies et de poules, p. ex., servent à la nourriture de l'homme.

En nous élevant dans l'échelle des êtres, nous remarquons que pour prévenir ces pertes, et pour d'autres raisons encore, les œufs ne sont pas placés dans un nid pour être couvés, mais après avoir été fécondés, ils sont conservés dans une partie du corps de la mère, merveilleusement préparée pour cela. Durant cette période, des changements semblables à ceux qui s'opèrent dans l'œuf couvé par l'oiseau, s'opèrent aussi dans l'œuf de l'animal. Après un laps de temps, variant de quelques mois à une année entière — temps pendant lequel le petit animal a atteint un développement suffisant qui lui permet de commencer sa vie indépendante — il sort du corps de la mère, et l'on dit qu'il est né. Jusqu'à sa naissance, il a été nourri par le sang de sa mère, ensuite, c'est encore elle qui lui donnera le lait nécessaire à sa subsistance.

L'allaitement durera quelques semaines jusqu'à ce que le petit animal ait des dents, alors sa mère le sèvrera. Après le sevrage, l'animal entrera dans une nouvelle période de son existence qui durera, suivant qu'il est plus ou moins élevé dans l'échelle des êtres, de quelques mois à quelques années, jusqu'à ce qu'il ait atteint son développement complet, sa maturité. Plus l'animal est de forme inférieure, plus vite il atteindra cette maturité ; plus il sera élevé dans l'échelle des êtres, plus long sera le temps nécessaire à sa croissance.

L'homme est la créature supérieure à toute autre, aussi sa période d'enfance et de croissance est-elle plus longue que celle d'aucun autre être. Tu te souviens que Dieu a créé l'homme pour qu'il domine sur toutes ses créatures, c'est pourquoi il est nécessaire qu'il se développe lentement, afin qu'il ait le temps d'acquérir la connaissance, l'expérience et la sagesse qui le rendront digne de la place que Dieu lui a assignée lorsqu'Il l'a créé « à son image et à sa ressemblance. »

Mon cher garçon, tu as sans doute souvent désiré, comme tous tes pareils, devenir très vite un homme ; mais sois sûr que Dieu sait mieux que toi ce qu'il te faut, et que les années qui s'écouleront encore jusqu'à ce que tu aies vingt ans — âge auquel tu parviendras à ta maturité — ne seront pas de trop pour que tu puisses te préparer aux sérieuses responsabilités de ta vie d'homme. Et même maintenant, dans ta famille, tu rencontres des occasions exceptionnellement favorables à ton développement. Sois patient, laborieux, et les années de ton enfance te seront extrêmement profitables.

SIXIÈME CAUSERIE

Si Dieu avait créé toutes les créatures comme Il a créé Adam et Eve, nos conditions actuelles de vie et nos relations humaines ne pourraient exister ; il n'y aurait ni *homes*, ni parents, ni enfants. — Il n'y aurait pas d'enfance, ni de plaisirs inhérents à cet âge. — Dieu a choisi une meilleure méthode. — Il a donné à l'homme un pouvoir qui ressemble à son pouvoir créateur. — Pureté de la naissance. — Pourquoi les parents aiment leurs enfants. — Leurs deux natures se trouvent réunies dans leur enfant. — L'œuf humain ou ovule. — Le germe mâle. — Comment la vie se transmet. — Conversation entre une mère et son enfant. — L'étude de ces sujets doit se faire avec *sérieux* et *respect*. — Les savants ne peuvent comprendre parfaitement l'origine de la vie et son développement.

Soir après soir, je t'ai entretenu de la manière dont se reproduisent les plantes, les poissons, les oiseaux et les animaux terrestres. Aujourd'hui, mon cher garçon, je désire étudier avec toi de quelle manière Dieu a voulu que la vie de l'homme se perpétue aussi sur la terre.

S'il avait continué à créer chaque personne séparément comme Adam et Eve, nos conditions de vie seraient tout à fait différentes. Il n'y aurait point de *homes*, point de maris et de femmes, de pères et de mères, de parents et d'enfants, de frères et de sœurs, point de famille en un mot. Chaque personne serait indépendante des autres, et n'aurait avec ses semblables aucun lien de parenté. Les affections, qui donnent à la vie son plus grand charme et sa plus haute valeur, n'existeraient pas. Au lieu d'être des chaînons d'une vie ininterrompue, toi et moi, comme toute autre personne, nous ne serions que des êtres distincts les uns des autres, n'ayant personne pour partager nos joies, nous aider à porter nos fardeaux, pourvoir à nos besoins, veiller sur nous, comme le font nos parents et nos amis quand nous sommes malades.

Il n'y aurait point de bébés aux yeux bleus, aux visages roses, point d'enfance avec ses joies et ses plaisirs, point d'écoles, pas de développement progressif de l'esprit, et de préparation au but et aux responsabilités de la vie.

Toute sagesse et tout pouvoir appartiennent à Dieu. Il pouvait donc créer les individus comme Il l'entendait, mais, désirant rapprocher l'homme de Lui, autant que possible, Il lui confia le pouvoir de transmettre la vie. Afin que chaque être puisse recevoir la vie de ses parents et la transmettre ensuite à ses propres enfants, Dieu créa Adam et Eve « homme et femme, » littéralement mâle et femelle, et leur confia ce pouvoir comme un dépôt sacré.

Tu comprends maintenant, mon cher Henry, que la question des sexes, dont les garçons inintelligents et les hommes pervertis parlent d'une manière vulgaire et impure, doit être étudiée avec respect et sérieux, dans la pureté. Dieu a voulu que les hommes et les femmes soient faits différemment. A la femme il a donné sa forme gracieuse et son besoin de protection ; à l'homme Il a donné de larges épaules et une force plus grande, afin qu'il puisse garder, défendre et protéger la femme, non seulement contre les dangers extérieurs, mais contre toute impureté en pensées, en paroles ou en actions. Aucun garçon, aucun homme, ne peut penser d'une façon irrespectueuse aux sujets qui se rapportent aux sexes, sans déshonorer Dieu et sans se faire du tort à lui-même.

Tu as remarqué l'intérêt mutuel que prennent les parents oiseaux aux soins et à l'éducation de leur couvée. Tu fais aussi, chaque jour, l'expérience de l'amour que tes parents ont pour toi, et si tu es le garçon intelligent que je crois, tu t'es peut-être posé cette question : « Pourquoi, mon père et ma mère m'aiment-ils autant et trouvent-ils leur plaisir à faire pour moi ce que personne au monde ne ferait avec autant d'amour et de dévouement ? » Je te dirai pourquoi : C'est parce que, en toi, ton père et ta mère se voient reproduits, tu es une partie d'eux-mêmes. Tu n'es pas seulement une partie de ta mère parce que, en quelque sorte, Dieu te donna d'abord à elle, et te forma dans son

corps d'une manière incompréhensible et merveilleuse ; mais ton père t'aime, parce que tu es aussi
une partie de son corps. Tu as probablement lu
dans la Bible cette parole: « L'homme quittera son
père et sa mère et s'attachera à sa femme, et ils
deviendront une seule chair. » C'est ainsi que ton
père et ta mère sont devenus une seule chair en toi
et en ta petite sœur qui vient de naître chez vous,
de la manière voulue de Dieu, qu'Il a instituée
pour unir intimement les pères, les mères et les
enfants, entre eux, et avec Lui.

Je t'ai déjà dit que tout ce qui vit sort d'un œuf.
Ceci est vrai aussi pour les êtres humains. Mais
l'œuf ou l'ovule — comme on le nomme — quand
il est formé dans le corps de la femme est très petit,
si petit qu'on ne peut le voir qu'au microscope.
Il en est de même des spermatozoïdes ou germes
de vie contenus dans le liquide, appelé semence,
qui se forme dans le corps de l'homme et qui, dans
le saint et pur mariage institué par Dieu, doit
fertiliser l'ovule dans le corps de la mère par le
contact du corps du père avec celui de la mère,
car sans ce contact, l'ovule ne produirait jamais
un être nouveau.

Afin que tu puisses mieux comprendre le mystère de l'origine de la vie, je vais te lire un fragment d'un petit livre écrit par Mme la Doctoresse
Mary Wood-Allen, une femme distinguée et une
mère chrétienne dévouée. Elle raconte une conversation entre un petit garçon intelligent et sa

mère, qui préfère sagement lui dire la vérité plutôt que de l'abandonner aux influences corruptrices de l'école ou de la rue.

— Maman, de quelle grosseur étais-je quand je fus fabriqué ? demande le petit garçon.

— Lorsque ton existence a commencé, mon chéri, tu n'étais qu'un petit point, plus petit qu'une pointe d'aiguille. On n'aurait pu te voir qu'au microscope.

— Eh bien, maman, si j'étais aussi petit que cela, je m'étonne de n'avoir pas été perdu !

— Tu l'aurais été, mon cher enfant, si le Père céleste n'avait pas pris de toi un soin spécial. Il savait combien sont précieux les bébés, et c'est pour cela qu'Il leur a préparé une petite chambre dans le corps de leur mère, où ils sont gardés de tout mal, jusqu'à ce qu'ils soient assez gros pour pouvoir vivre d'une vie indépendante.

— Est-ce que j'ai demeuré dans cette petite chambre ?

— Oui chéri.

— Mais comment est-ce que je mangeais et respirais ?

— Je mangeais et respirais pour toi.

— Savais-tu que j'étais là ?

— Oui. Parfois ta petite main ou ton petit pied frappait contre les parois de la chambre, je le sentais, et je me disais : Mon chéri me parle et me dit : « Maman, je suis ici ! » Et alors je répondais: «Bonjour, cher petit, maman t'aime, » et j'essayais de me représenter comment tu serais quand je te verrais.

— Combien de temps suis-je resté dans cette petite chambre, maman ?

— Trois quarts d'une année, et tu as grandi et grossi chaque jour. Parce que je voulais que tu fusses heureux, je tâchais d'être heureuse tout le temps, et j'eus soin de prendre une bonne nourriture afin que tu fusses fort. J'essayais aussi d'être bonne, douce, patiente, persévérante, enfin, tout ce que je désirais que tu fusses, car je savais que tout ce que je faisais, aiderait à former ton caractère.

— Mais, maman, comment ce que tu mangeais pouvait-il me nourrir ?

— Ma nourriture se transformait en sang et ce sang te parvenait et te nourrissait.

— Comment cela ?

— M'as-tu jamais vu préparer une tourte aux pommes ?

— Oui, tu as pris de la pâte sur laquelle tu as placé les pommes, puis tu les as recouvertes de cette pâte en l'amassant entre les mains pour la fermer.

— Parfaitement. Eh bien tu ressembles à une tourte aux pommes. Ta peau t'entoure comme la pâte entoure les pommes ; elle est ramenée et fermée à une seule place au devant de ton corps. Nous appelons cet endroit le nombril ou l'ombilic. Avant ta naissance, un long cordon était fixé à cet endroit, et ce cordon tenait aussi au corps de maman ; c'est par lui que mon sang te parvenait. Au moment voulu, la porte de ta petite chambre s'ouvrit, en me causant de grandes souffrances, et tu naquis. Le cordon qui te rattachait à moi fut lié et coupé; c'est ce qui forma ton nombril. Quand l'air entra dans tes poumons par ta première respiration, tu crias ; je sus ainsi que tu étais vivant, et je demandai : « Est-ce un garçon ou une fille ? » Après qu'on t'eut lavé et habillé, on te posa dans mes bras ; je vis alors la figure du bébé que j'aimais déjà depuis si longtemps. Tu peux comprendre maintenant pourquoi tu m'es si cher.

— Oh, maman, je sais aussi maintenant pourquoi c'est toi que j'aime le plus au monde ! s'écria l'enfant, les yeux pleins de larmes, en embrassant tendrement sa mère.

Je suis sûr, cher Henry, que personne ne peut étudier ainsi le mystère d'une naissance sans être pénétré d'un profond respect. Dans tout ceci, Dieu travaille d'une façon si merveilleuse et si mystérieuse qu'aucun savant ne peut le comprendre, ni l'expliquer parfaitement.

Par ce cylindre et ceux qui ont précédé, j'ai essayé de donner une réponse satisfaisante à la question que tu as posée à ta maman, il y a une quinzaine de jours. Je dois encore te dire quelque chose qui se rapporte étroitement à ce qui précède; je le ferai demain soir avant de te dire adieu.

SEPTIÈME CAUSERIE

A la demande de ton père, je continue nos causeries. —
Les enfants ressemblent à leurs parents parce que ceux-ci
leur transmettent leurstraits caractéristiques, physiques
et mentaux. — Des parents malades ne peuvent avoir des
enfants en bonne santé. — Ce que le garçon *est*, détermine ce que sera l'homme, et ce que seront ses enfants. —
Le devoir d'un garçon envers ceux qui lui succéderont
dans la vie. — Une bonne hérédité n'est pas un sujet d'orgueil. — « L'hérédité n'est pas la fatalité. » — Devoir
d'augmenter ce que nous avons reçu.

Mon cher Henry,

J'ai reçu aujourd'hui, de ton père, une lettre qui
m'a causé un grand plaisir. Il a écouté lorsque ce
phonographe te transmettait nos causeries, et en
m'envoyant l'expression de son approbation, il me
demande de les continuer, parce qu'il les trouve in-
téressantes et utiles. J'accède volontiers à sa re-
quête, et demain soir nous commencerons une nouvelle série d'entretiens sur le mal que les garçons
peuvent faire à leur corps, ainsi que sur les moyens
de le conserver pur et fort.

D'après ce que je t'ai dit hier, tu es capable, je crois, de comprendre pourquoi les enfants ressemblent à leurs parents, agissent comme eux, pensent comme eux, de telle façon qu'on entend dire fréquemment : « Tel père, tel fils. »

Dieu n'a pas seulement voulu que chaque plante portât semence « d'après son espèce, » mais qu'elle transmît aussi à celle qui lui succèdera ses caractéristiques les plus minimes. Quand tu sèmes une graine de haricot nain, tu ne verras pas s'élever la longue tige d'un haricot grimpant, et si tu fais couver les œufs d'une poule de petite race, tu ne t'attendras pas à en voir sortir de gros poulets ; le haricot et le poulet ressembleront à leurs parents. Il en est de même pour l'enfant. Son corps est le don de ses parents ; en lui, leurs deux natures sont réunies, c'est pourquoi il ressemble aux deux. Parfois, l'enfant ressemble à un de ses parents pour le corps, et à l'autre pour le caractère. Quelquefois ses yeux sont de la couleur de ceux de son père ou de sa mère, tandis que d'autres fois, ils peuvent être une combinaison de ceux de ses parents ou même de ses grands-parents. Il en est de même pour la couleur, la quantité et la qualité des cheveux ou d'autres traits caractéristiques corporels.

Ce qui est vrai pour le corps est vrai aussi en ce qui concerne la santé que les parents transmettent à leurs enfants. S'ils sont faibles ou atteints de quelque maladie organique, leurs enfants seront aussi faibles et malades. Tu vois combien il est important que les parents soient en bonne santé, s'ils désirent avoir des enfants vigoureux, gais et heureux. Mais pour y parvenir, il faut qu'ils prennent soin de leur santé dès leur jeunesse. Ce qu'on fait lorsqu'on est jeune prépare ce qu'on sera à sa maturité. Ainsi, Henry, si tu ne prends pas soin de ta santé maintenant, devenu père, tu verras tes enfants souffrir de ta négligence et de ton imprudence.

Les enfants héritent de même le caractère de leurs parents ; les uns ont celui du père, les autres celui de la mère, ou parfois, ils héritent des qualités ou des défauts des deux.

Tu comprends donc que ce que tu es maintenant a été préparé longtemps avant ta naissance. Et de même, ce que tu es pendant ton enfance, et ce que tu deviendras pendant ta jeunesse, en santé, en force, en intelligence et en caractère, tes enfants le seront après toi. Si tu es obéissant, bon et droit, il leur sera plus facile d'être aussi obéissants, bons et droits. Mais si tu te laisses aller à la désobéissance, à la cruauté ou au mensonge, par ta conduite tu leurs rends la lutte contre ces défauts très difficile. Si tu obéis joyeusement à tes parents, si tu les aimes et les honores, si tu crains Dieu, il sera facile pour tes enfants de t'aimer et de d'obéir, et d'être des chrétiens fidèles.

Ne comprends-tu pas mieux, dès lors, ce que la Bible veut dire dans ce passage : « Nul ne vit pour soi-même et nul ne meurt pour soi-même ? » Nous dépendons des générations qui nous ont précédés et nous avons un devoir à remplir envers celles qui nous succèderont.

Tu as le privilège de posséder une bonne santé et une intelligence éveillée, sois-en très reconnaissant, mais prends garde à l'orgueil ! Ceux qui ont un corps robuste ne doivent jamais se moquer de ceux qui sont infirmes. Nous devons aussi nous souvenir que « hérédité n'est pas fatalité ! » Quoique nous ayons reçu en partage un corps robuste et sain, nous pouvons le démolir par des abus ; de même, ceux qui sont faibles peuvent, avec du soin et de la persévérance, acquérir une vigueur qui pourra même surpasser celle de gens plus robustes qui ne prennent pas soin de leur santé. Nous devons chercher à développer et à accroître tout ce que nous possédons physiquement et moralement, afin que ceux qui viendront après nous n'aient pas à souffrir de notre péché et de notre folie.

DEUXIÈME PARTIE

Comment les garçons peuvent nuire
à leurs organes reproducteurs.

HUITIÈME CAUSERIE

Par son corps, l'homme tient de l'animal. — Mais il a une
intelligence, un sens moral et une conscience. — Comment cette intelligence, ce sens moral et cette conscience
peuvent être amoindris ou émoussés. — Anatomie comparée. — Points de ressemblance entre le corps de l'homme
et celui des oiseaux. — L'homme est le seul animal qui ait
une main perfectionnée. — Sans la main, l'homme ne s'élèverait pas beaucoup au-dessus des animaux. — Avec la
main, il construit, bâtit, et fait du bien à son prochain. — Avec la main, il frappe, il fait du mal, il tue.
— Avec sa main, il peut se souiller et se dégrader lui-
même.

Puisque ton père le désire, je continuerai nos
causeries du soir. Aujourd'hui, j'attirerai ton attention sur quelques ressemblances qui existent
entre les animaux et que tu n'as peut-être pas remarquées.

Il faut d'abord te souvenir que l'homme est un
animal, quoiqu'il soit au sommet de l'échelle des
êtres et qu'il domine sur tous les autres animaux.
Dieu lui a donné l'intelligence, il peut penser, rai-
sonner et faire la distinction entre le bien et le

mal. Dieu l'a aussi doté d'une conscience, qui l'approuve quand il fait le bien, et le blâme quand il fait le mal.

L'homme peut pervertir son intelligence et l'employer à de mauvais buts, à faire le mal, et même à se révolter contre Dieu. Il peut aussi affaiblir ou tuer son sens moral en ne l'exerçant pas. Le garçon qui ne fréquente pas l'école régulièrement, qui ne discipline et ne cultive pas son esprit, verra s'engourdir son intelligence, et celui qui néglige la lecture de la Bible ou de bons livres, ne développera pas son sens moral. Beaucoup d'hommes n'écoutent pas leur conscience et refusent d'obéir à ses suggestions, jusqu'à ce que, finalement, la conscience protestant de plus en plus faiblement, ils n'entendent plus ses reproches. Quand tu places un réveil-matin dans ta chambre à coucher pour qu'il sonne à 5 heures du matin, il te réveillera le premier jour brusquement. Si tu te lèves et t'habilles immédiatement, il te réveillera chaque matin, aussi longtemps que tu répondras à son appel. Mais si, lorsque tu l'entends sonner, tu te dis que tu veux dormir encore « un tout petit moment » et que tu t'appesantisses, jusqu'à ce que ton père ou ta mère vienne t'appeler, il te réveillera peut-être encore, le matin suivant; mais si tu ne te lèves pas immédiatement, au bout de deux ou trois jours, sa sonnerie ne troublera plus ton sommeil. Il en est de même de la conscience. Si tu écoutes ses avertissements, tout ira bien ; mais

si tu restes indifférent à ses appels, à son approbation ou à sa désapprobation, tu deviendras, au
bout de quelque temps, sourd à ses reproches. Non
qu'elle cesse de t'avertir — le réveil ne cesse pas
de sonner — mais tu ne l'entends plus parce que
tu vis dans le péché, comme si tu n'avais point
de conscience.

Ainsi, tu le vois, quoique l'homme soit un animal, il est cependant bien supérieur à tous les autres animaux par l'intelligence, le sens moral et
la conscience.

Mais je désire aussi attirer ton attention sur
quelques ressemblances et quelques différences qui
existent entre le corps de l'homme et celui d'autres
animaux. Si tu te mets à quatre pattes sur le sol,
la forme de ton corps aura quelque analogie avec
celle du corps d'un cheval, d'une vache, d'un chien
ou de presque tous les quadrupèdes. Tes bras et
tes mains correspondent à leurs jambes et à leurs
pieds de devant. Les doigts et les paumes de tes
mains et de tes pieds, correspondent aux pattes de
certains d'entre eux, tels que le chien et le chat.
Chez d'autres, comme le cheval, les doigts et les
paumes sont rassemblés en une seule masse et les
ongles sont agrandis et rendus plus solides pour
former ce qu'on nomme un sabot.

Maintenant, si tu te dresses sur tes pieds et re-
jette tes bras en arrière de ton corps, derrière ton
dos, dans cette position, ton corps ressemblera à
celui d'un oiseau ; tes jambes et tes pieds corres-

pondent aux siens, et tes bras correspondent à ses ailes. Les savants appellent l'étude de ces ressemblances, l'anatomie comparée.

Mais il y a une chose par laquelle le corps humain diffère de tous les autres. L'homme seul possède une main parfaite. Même avec l'intelligence, il lui aurait été impossible de s'élever physiquement beaucoup au-dessus du niveau des animaux. Avec sa main, l'homme prépare sa nourriture, compose des remèdes, fabrique ses vêtements, construit toutes espèces de machines, des chemins de fer et des bateaux à vapeur qui surpassent même les oiseaux dans leur fuite. Toutes ces choses plaisent à Dieu, sans aucun doute.

Mais le mal, qui est dans le cœur de l'homme, le pousse à se servir de ses mains pour nuire à son prochain. Il construit des canons, des torpilleurs et d'autres armes meurtrières pour détruire ses semblables à la guerre. Poussé par sa méchanceté et encouragé par d'autres hommes aussi méchants que lui, aidé même par Satan, il se sert de ses mains pour accomplir beaucoup d'autres actions qui déplaisent à Dieu.

Et ce qu'il y a d'étrange, l'homme est probablement le seul animal qui souille et dégrade son propre corps avec persistance. Ses mains, destinées à être une bénédiction pour sa vie terrestre, deviennent alors, par l'emploi qu'il en fait, une source de malédiction.

Cependant, l'homme n'est pas *obligé* de se ser-

vir de ses mains pour dégrader son propre corps
ou faire du mal à ses semblables, car Dieu lui a
donné la sagesse, le sens moral et la conscience
pour en contrôler les actions.

NEUVIÈME CAUSERIE

❖

Le but que Dieu s'est proposé en nous donnant la main. — Mauvais usage que l'homme en a fait. — Chez l'homme, les organes sexuels sont exposés en dehors de son corps. — Par ignorance, les garçons apprennent souvent à pratiquer la masturbation en glissant le long des barrières, en grimpant aux arbres, etc. — Dangers que font courir aux enfants les domestiques ignorants et pervers. — La connaissance peut empêcher le mal.

En dotant l'homme de la main, Dieu désirait l'élever au-dessus des animaux, mais il y a des hommes, et même des garçons, — je suis fâché de le dire — qui se servent de leurs mains pour se dégrader et descendre au-dessous des bêtes. Au lieu de s'en servir comme des êtres intelligents et moraux, ils les emploient à souiller leur corps, en touchant leur membre sexuel, de manière à produire une sensation qui leur procure une jouissance momentanée, mais qui, en réalité, leur fait le plus grand mal, moralement, intellectuellement et physiquement. Dieu ne nous a pas donné cet organe pour en user de cette manière. Cette mauvaise action se nomme la masturbation.

L'homme est le seul animal, sauf un, dont les organes sexuels soient exposés en dehors de son corps, et auquel la masturbation soit mécaniquement ou physiquement possible. Les cas, très rares, qui ne rentreraient pas dans cette affirmation sont accidentels et exceptionnels. Dieu a eu confiance dans l'intelligence de l'homme pour le soin et l'usage du membre sexuel ; Il n'a donné cette responsabilité à aucun autre animal. Mais, sollicités par la perversité du cœur humain, par les tentations de Satan — ou quelquefois grâce à leur ignorance sur cet important sujet — de jeunes garçons commettent le mal. Si personne ne les avertit et ne les instruit, ils persévèrent dans cette funeste habitude, et sont bientôt plongés dans le vice et la souillure.

Je voudrais pouvoir t'affirmer, Henry, que très peu de garçons connaissent ce vice, mais ce ne serait pas exact. Je puis dire, cependant, que beaucoup d'entre eux, qui étaient purs et innocents, l'ont appris d'une manière fortuite, et sans se douter au commencement que cette habitude fut coupable et nuisible. En se glissant le long d'une barrière, ou en grimpant aux arbres, ils ont éprouvé une sensation inconnue ; d'autres fois le défaut de propreté dans cette partie du corps leur a procuré des démangeaisons, qu'ils ont cherché à soulager en se grattant, et ils ont éveillé cette sensation qui conduit à la masturbation. Quelquefois aussi, quand le garçon ne se débarrasse pas régulièrement chaque jour des matières qui se sont accumulées dans l'intestin, il devient sujet à la constipation, qui est toujours nuisible, et qui, pour des causes inutiles à expliquer maintenant, produit une sensibilité locale qui conduit à ce vice.

Cette sensibilité peut aussi être produite par de très petits vers qui vivent dans le rectum ou partie inférieure des intestins. Mais je suis peiné de dire que la masturbation est souvent enseignée par un garçon à un autre; parfois aussi lorsque les enfants sont tout petits, les bonnes ou les nourrices, pour les faire tenir tranquilles, et dans l'ignorance du mal qu'elles leur font, pratiquent cette habitude néfaste qui les empêche de crier. Il est terrible de penser que des personnes intelligentes puissent faire de telles choses, mais il est cependant nécessaire que nous sachions à quels dangers les enfants sont exposés, afin de les instruire et de les empêcher de succomber aux tentations qu'ils rencontreront sur leur chemin.

J'ai confiance, mon cher garçon, que tu seras sauvegardé de ce vice, comme de tout autre.

DIXIEME CAUSERIE

❧

Description du système reproducteur, des organes de la digestion. — Dieu nous a donné les organes reproducteurs dans un but sage et utile. — En nous en occupant d'une façon impure, nous déshonorons Dieu. — Comment être gardé dans la pureté et l'honnêteté. — Nos corps sont les temples du St-Esprit. — Le mystère du pouvoir reproducteur. — Comment l'esprit, l'imagination et le cœur sont souillés. — Ce que la Bible dit à ce sujet.

Hier au soir, mon cher Henry, je t'ai dit comment certains garçons souillent et dégradent leur propre corps, en touchant sans nécessité leur membre sexuel. Dieu nous a donné ce membre pour qu'il serve à l'expulsion des liquides qui ne doivent pas séjourner dans le corps ; Il en a fait aussi une partie du système reproducteur.

Je dis *une partie* de ce système. Dans notre corps, nous avons aussi un système digestif, qui se compose de différentes parties. La nourriture entre dans la bouche, et après avoir été mâchée, elle passe dans l'estomac, où elle subit des transformations chimiques qui la rendent propre à être reçue par les intestins, afin qu'elle puisse être convertie en sang pour fortifier le corps et le maintenir en vie. La bouche, le tube qui conduit à l'estomac, l'estomac, et la partie des intestins qui est engagée dans le travail de digestion et prépare la nourriture à passer dans le sang, toutes ces parties de notre corps forment le système digestif. De même, le membre sexuel est une des parties du système reproducteur, et les autres parties sont dans le corps, et à l'extérieur du corps de l'homme. Quand nous le considérons comme un tout, nous parlons des organes sexuels et de leurs fonctions sous le nom de système reproducteur. Cette partie de notre corps a été créée par Dieu dans un but sage et utile. Les garçons qui parlent d'une façon grossière de leurs parties sexuelles, déshonorent Dieu et se font du tort à eux-mêmes. Tout ce que Dieu a créé est bon et digne de respect. Y a-t-il un devoir plus sacré que celui de reproduire notre race ? Nous devons le recevoir des mains du Créateur et l'accepter avec respect, en maintenant notre corps dans la pureté et l'honneur. Le Dr Sperry, un médecin chrétien, dit : « La propagation de notre race est l'acte le plus sublime et le plus divin de notre vie physique. » Tout homme dont le cœur est pur et l'esprit élevé, pensera ainsi.

Je suis heureux, mon cher Henry, que tes parents t'instruisent d'après les enseignements de la Bible, car ils te donnent ainsi des notions exactes sur tout ce qui peut te développer moralement. Je t'indiquerai moi-même, ce soir, un passage qui se rapporte à notre conversation. Tu le trouveras dans I Corinthiens ch. 6 versets 18 et 19. Paul, en écrivant sur les sujets qui nous occupent, dit : « Fuyez l'impureté ! Tout autre péché que l'homme commet se fait hors du corps ; celui qui se livre à l'impureté, pèche contre son propre corps. Ne savez-vous pas que vos corps sont le temple du St-Esprit qui est en vous ? » Paul fait ici une comparaison avec le Temple de Jérusalem qui était pour les Juifs un bâtiment sacré et un objet de vénération. Dans l'intérieur du Temple, il y avait un lieu à part nommé le « Saint des saints » ou lieu très-saint. Là séjournait la Présence divine qu'aucun homme n'osait approcher ; chaque Israëlite qui tournait sa face du côté de ce lieu, ne le faisait qu'avec un profond respect. De même, nos corps entiers sont saints, et méritent d'être traités avec respect ; mais le système reproducteur est le lieu très saint dans lequel Dieu habite par le mystérieux pouvoir de la reproduction.

Avant de te dire « bonsoir » je tiens encore à t'avertir que non seulement le corps peut être souillé extérieurement par les mains, mais que l'esprit, l'imagination et le cœur, peuvent aussi être souillés par les yeux qui regardent des choses impures, des peintures indécentes, par l'oreille qui écoute des propos obscènes, des suggestions qui conduisent au mal, des conversations impures. L'œil et l'oreille sont les ouvertures extérieures de notre esprit et de notre cœur, et nous devons les garder avec grand soin. C'est par ces avenues du temple sacré de notre corps que les mauvaises influences peuvent pénétrer, et nous devons nous souvenir que la Bible dit dans I Cor. chap. 3 verset 17 : « Si quelqu'un détruit le temple de Dieu, Dieu le détruira aussi. » Je suis sûr que tu ne voudrais pas être banni de la présence de Dieu, c'est pourquoi, souviens-toi toujours de la parole de Jésus (Mat. 5. 8) : « Heureux ceux qui ont le cœur pur, car ils verront Dieu. »

Demain soir, je te parlerai des conséquences de l'impureté.

TROISIÈME PARTIE

Résultats physiques et moraux du vice chez les garçons.

ONZIÈME CAUSERIE

Origine des différents noms que l'on donne au péché sexuel.
— Ils indiquent le caractère de ce péché. — Les garçons
sont tous exposés à ce danger. — Nécessité d'informations exactes. — Une importante sauvegarde. — Le sens
moral est le premier à souffrir. — Le vice crée dans le
cœur la révolte contre Dieu. — L'incrédulité et l'infidélité
sont les symptômes des péchés sexuels, et d'autres encore.

Nul ne peut s'amuser avec les parties extérieures de son système reproducteur, sans qu'il
en résulte de sérieuses conséquences. Au commencement, il peut sembler au garçon que cela n'a pas
d'importance, et cependant sa conscience lui dit
qu'il commet une mauvaise action. C'est pourquoi,
il recherche un endroit solitaire et caché pour se
livrer à son vice, qu'on nomme à cause de cela :
vice solitaire. On le nomme aussi : abus de soi-
même, parce que celui qui s'y livre abuse —
c'est à dire fait un mauvais usage — de ses organes reproducteurs. On l'appelle encore onanisme,
voici pourquoi. Il y a des milliers d'années, Dieu
punit de mort un homme qui se nommait Onan et

qui le pratiquait. Enfin son dernier nom est la masturbation, mot composé de deux mots latins qui signifient : « se souiller avec ses mains. »

Chacun de ces noms indique un des caractères de ce vice. Mais ils ne peuvent décrire tous les maux dont souffrent ceux qui persistent à le pratiquer. Je ne crois pas, mon cher Henry, que tu sois une victime de ce vice, et j'aimerais apprendre que tu n'as jamais rien eu à faire avec lui. Connaissant toutefois les dangers auxquels tous les garçons sont exposés, et sachant que ceux qui sont intelligents risquent davantage que d'autres d'y succomber, parce qu'ils sont plus nerveux et plus sensibles, je considère comme indispensable que tu sois bien éclairé sur ce sujet. Si tu connais d'avance le caractère et les conséquences de ce vice, tu pourras l'éviter ; tant de garçons, et même d'hommes, y succombent par ignorance ! En ceci, comme en autre chose : « un homme averti en vaut deux.»

Quoiqu'un jeune garçon puisse avoir été élevé de manière à être à l'abri de pensées grossières et impures, il reste cependant exposé aux influences physiques d'une irritation locale ou d'une maladie qui, si elles ne sont pas soignées, dégénèrent en une masturbation pratiquée si violemment que l'idiotie, et même la mort, peuvent s'ensuivre. Rien ne favorise autant cet affreux vice que l'ignorance ; c'est donc en instruisant de bonne heure les garçons sur ce sujet, qu'on pourra les sauver de la ruine morale, mentale et physique qui, chaque année, atteint des milliers d'enfants.

Comme je te l'ai déjà dit, une des premières choses que fait un garçon qui se livre à cette funeste habitude, est de rechercher la solitude. Immédiatement, sa conscience le désapprouve, et il ne peut s'engager dans cette mauvaise voie, sans nuire à son sens moral. Ceci est très important, mon cher garçon. Sache que si tu te laissais jamais entraîner à ce vice, ton cœur serait bientôt envahi par un esprit de rébellion contre Dieu et contre tes parents. Tu ne tarderais pas à mettre en doute la sagesse et la bonté de Dieu. Le plaisir que tu trouves à lire de bons livres, à être instruit par la Bible, l'école du dimanche, etc., diminuerait rapidement. Tu deviendrais très vite désobéissant, grossier, irritable. Tu perdrais la foi en tout ce qui est bon, et si tu persistais dans ce péché, tu ressemblerais de moins en moins à Jésus, et de plus en plus à Satan. En d'autres termes, la nature morale est la première à souffrir du vice solitaire. Quand tu entends un garçon se moquer de Dieu, de la Bible, de la pureté et de la vertu, tu peux être sûr que cela provient d'un péché secret ou social, caché ou visible, qui a atteint sa nature morale et souillé son cœur.

Si ces effets sur la nature morale étaient le seul résultat du vice solitaire, ils seraient déjà suffisants pour en détourner tout garçon intelligent. Mais ses effets sur l'intelligence et le corps sont aussi très graves, et je t'en parlerai demain soir.

DOUZIÈME CAUSERIE

Effet du vice solitaire sur le caractère des garçons et sur
leur système nerveux. — Le spasme des nerfs. — L'intelligence en souffre. — L'habitude devient toujours plus
forte, et la volonté toujours plus faible. — Maux qui atteignent ceux qui persistent dans ce vice. — Traitement à
suivre dans les cas extrêmes. — Importance des avertis-
ments donnés à la jeunesse.

Si j'avais le temps, je voudrais te dire beaucoup
de choses concernant la manière dont les effets du
vice solitaire se manifestent dans la nature morale et se constatent dans la vie des garçons et
des hommes qui s'y adonnent ; mais je dois me
hâter, de crainte de te fatiguer.

Lorsque de grands changements se sont opé-
rés dans le caractère du garçon, et que, de franc,
heureux et obéissant qu'il était, il est devenu im-
patient, irritable, stupide et dissimulé, au point de
ne plus oser regarder personne en face, de grands
changements s'opèrent aussi dans son intelligence
et dans son corps.

Après la nature morale, c'est le système nerveux qui souffre. Aucune partie de notre corps ne renferme un aussi grand nombre de nerfs que notre système reproducteur. Par l'acte de la masturbation, ces nerfs sont affectés au point d'entraîner de sérieuses conséquences. L'émotion sexuelle, qui s'éveille au commencement, atteint jusqu'au spasme des nerfs, qui termine le plaisir, et laisse les nerfs aussi absolument déprimés et affaiblis que ceux d'une personne qui a eu une attaque. Tu peux facilement comprendre comment des chocs si violents, produits sur ces nerfs spéciaux s'étendent à ceux de tout le corps. Si ces chocs sont répétés pendant un certain temps, le système nerveux tout entier sera ruiné sans espoir de guérison.

L'intelligence souffre aussi. Le garçon qui tenait la tête de sa classe, perd peu à peu sa facilité de compréhension ; la mémoire lui fait défaut. Son intelligence faiblit, il perd sa place et descend dans les derniers rangs. Il n'a plus de goût pour les jeux bruyants qui développent la vigueur et amènent le joyeux rire et la bonne camaraderie, apanage des garçons qui ont une intelligence saine et un corps robuste.

Les effets physiques ne tardent pas non plus à se faire sentir. La santé décline graduellement, les yeux perdent leur éclat, la peau devient blême, les muscles deviennent mous. Il survient une langueur maladive. Chaque petit effort s'accompagne de fatigue, l'exercice est redouté. Le travail devient désagréable et fatigant. Le garçon se plaint d'avoir mal au dos, à la tête, d'éprouver des vertiges. Ses mains deviennent froides et gluantes. Sa digestion est pénible, son appétit capricieux. Il a des palpitations. Sa poitrine se creuse, et son dos se voûte ; son corps s'affaiblit , et les signes avant-coureurs d'une mort prématurée se manifestent.

Voilà, mon cher Henry, quelques-uns des symptômes les plus visibles des effets de la masturbation chez les garçons, quand cette habitude est fréquente et prolongée. Ces symptômes se rencontrent, il est vrai, dans d'autres maladies, et des personnes incompétentes peuvent s'y tromper ; mais les docteurs savent, en tout temps, déterminer sûrement les causes qui ont produit ces résultats.

Tu pourrais peut-être connaître, une fois ou l'autre, un garçon se livrant à ce vice et ne présentant pas tous les symptômes que je viens de te décrire, et croire que je me suis trompé ou que j'ai exagéré. Mais ces symptômes ne se montrent pas immédiatement dans tous les cas. Souvent, ils ne se produisent que très graduellement ; toutefois ils viennent sûrement quand cette habitude est continuée ; j'ai constaté moi-même des cas où ils se sont produits très rapidement et ont fait des épaves de garçons encore très jeunes.

Il est à remarquer que ce vice devient toujours plus dominateur, à mesure que le moral, l'intelligence et le corps s'affaiblissent. Quoique la personne qui s'y abandonne connaisse les terribles conséquences qu'il entraîne, elle ne peut plus vouloir rompre avec lui. Et même chez celle qui a encore assez d'énergie pour désirer la délivrance, la volonté est souvent si faible qu'il faut une lutte soutenue pendant longtemps pour y parvenir.

Tu vois, d'après ce que je viens de te dire, combien néfastes sont les résultats de ce vice. Mais je ne t'ai pas encore dit le pire. Si on persiste, ce vice détruit complètement la santé. Quand le corps est robuste, c'est l'intelligence qui est la première affectée, et dans les cas graves l'imbécillité et la folie surviennent. Si le corps n'est pas très robuste, un affaiblissement graduel amène la consomption ou dépérissement.

Pour essayer d'éviter ces maux aux garçons qui sont esclaves de ce vice, et les empêcher de s'y livrer, on leur met quelquefois une camisole de force, on leur lie les mains derrière le dos, ou encore on les attache aux barreaux de leur lit ou à des anneaux fixés dans le mur. Ces mesures, qui paraissent rigoureuses, te feront comprendre la gravité des conséquences de ce vice, puisqu'on est obligé d'en arriver là, afin d'essayer de sauver ceux qui s'y livrent, de la destruction de leur corps et de leur intelligence. Et même ces moyens extrêmes ne réussissent pas toujours.

Je suis sûr que tu comprends, mon cher Henry, combien il est important que tous les garçons soient avertis à temps, pour ne pas succomber à ce vice destructeur. Tu comprends aussi pourquoi ton père désire que je continue mes causeries avec toi. Tes parents sont trop sérieux et trop intelligents, ils t'aiment trop, pour rester indifférents à l'importance de ces instructions. Ils n'ont pas voulu que, par ignorance, tu fusses exposé à ces terribles dangers, auxquels tant de jeunes garçons ont succombé. Tu peux remercier Dieu pour l'amour éclairé de tes parents et pour leurs soins judicieux.

Tu ne voudrais pas, n'est-ce pas, leur faire jamais le chagrin de t'adonner au vice, sous quelle forme que ce soit ?

TREIZIÈME CAUSERIE

❖

Les garçons qui s'adonnent au vice solitaire ne sont pas seul
à en souffrir. — Le péché d'un enfant fait souffrir ses
parents, ses frères et ses sœurs. — Les enfants du vicieux,
à leur tour, supportent les conséquences de son péché. —
Il se reproduira tel qu'il est lui-même, car il ne peut pas
donner ce qu'il ne possède pas. — Le caractère des jeunes
garçons et des jeunes filles d'aujourd'hui détermine le
caractère de la nation dans une centaine d'années.

Nos conversations de ces derniers soirs, t'ont
révélé quelques-unes des tristes conséquences du
vice solitaire ; cependant le garçon qui s'y adonne
n'est pas seul à en souffrir. Personne ne peut commettre le mal, sans faire supporter aux autres,
au moins en quelque mesure, le résultat de son
péché. Non seulement les péchés des parents re-
tombent sur les enfants, mais ceux des enfants font
aussi souffrir les parents. Si, par tes actions, tu
compromettais ta santé, affaiblissais ton intelligence,
et te rendais incapable d'être utile dans ce monde,
tes parents en souffriraient autant que toi. Réflé-
chis un moment à tout ce que tu leur dois. Ta

mère t'a mis au monde à travers des souffrances terribles et en risquant sa propre vie ; elle t'a ensuite nourri de son lait pendant plusieurs mois, et entouré des plus tendres soins. Quand les diverses maladies de l'enfance t'ont atteint, qui a veillé à ce qu'un refroidissement ne vienne pas les compliquer en te laissant une infirmité physique, capable de te faire souffrir pendant toute ta vie ? Qui t'a veillé, jour et nuit, pendant que tu avais la scarlatine, ne permettant à personne de t'approcher, afin que la maladie ne se propage pas ? Ton père et ta mère ont supporté toutes ces fatigues sans se plaindre, par amour pour toi.

Puis ils ont travaillé afin de pouvoir te donner tout ce dont tu avais besoin. Ils ont mis tous leurs soins à ton instruction et à ton éducation. Ils t'ont préservé des mauvaises compagnies et des influences pernicieuses. Comprends-tu, maintenant, quel désappointement tu leur causerais, si tu te conduisais mal ? Quel ne serait pas leur chagrin, s'ils voyaient leur garçon avec un visage blême, des yeux vitreux, un dos voûté, devenir sans énergie, sans force, un traînard en classe, et chercher à éviter la société des autres ; s'ils constataient que leur fils n'aime plus les bons livres, et cherche à échapper à toute influence sérieuse ! Rien n'attristerait autant le cœur de tes parents que d'apprendre que leur cher garçon, dont ils espéraient faire un homme utile, s'est livré au péché et a trompé ainsi toutes leurs espérances.

Et quel chagrin ce serait aussi pour ta sœur, lorsque, devenue grande, elle ne pourrait demander à son frère ni conseils, ni sympathie, ni aide, mais le trouverait faible, nerveux, indigne de son respect et de son affection ! Et non seulement tu ferais du tort à ta sœur, mais tu en ferais aussi à cette pure et douce jeune fille que Dieu prépare à devenir un jour ta femme, et dont tu ne peux t'attendre à être respecté, à moins que ta vie ne soit aussi pure que la sienne.

Mais les conséquences de la masturbation ne s'arrêtent pas à ceux qui la pratiquent, ni même à leurs parents, frères et sœurs, amis et connaissances. Lorsque le garçon vicieux sera devenu un homme et un père, ses enfants souffriront aussi des résultats de son péché. Ayant diminué sa force physique par le vice, il ne pourra pas leur transmettre une bonne santé, il ne pourra pas non plus leur léguer une intelligence et un sens moral très développés, car on ne peut transmettre que ce qu'on possède soi-même. Si la graine semée dans le champ n'est pas de bonne qualité, le grain qui en résultera sera de qualité inférieure ; il en est de même dans la vie humaine. Lorsqu'un garçon porte atteinte à sa puissance reproductrice, sa semence d'homme sera de qualité inférieure, et cela se verra dans le corps, l'intelligence et le caractère de ses enfants. Ainsi tu vois que le garçon qui se livre au vice prépare, dès sa jeunesse, les conséquences qui atteindront ses enfants bien des années après. C'est une pensée bien sérieuse. Les garçons d'aujourd'hui préparent inconsciemment non seulement le caractère et la destinée de leurs enfants, mais aussi l'histoire et la destinée de la nation. Les pensées et la conduite, les aspirations et les ambitions des petits garçons et des petites filles qui fréquentent aujourd'hui les écoles enfantines ou primaires, développent en eux la vie et le caractère qui formeront les caractéristiques dominantes de la nation dans cent ans.

Je voudrais que chaque garçon fut instruit de ces choses, afin qu'il prenne un tel soin de sa santé que ses enfants puissent avoir des corps vigoureux et robustes ; qu'il cultive si bien son intelligence que ses enfants puissent hériter une faculté de compréhension bien développée; et qu'il obéisse si bien aux lois morales que ses enfants soient ainsi prédisposés à être vertueux, forts et pieux.

Tu comprends donc, mon cher Henry, combien il est important que rien ne vienne affaiblir aucune des facultés que Dieu t'a données. Demain soir, j'essayerai de te dire brièvement comment les garçons peuvent conserver leur corps purs et forts.

QUATRIÈME PARTIE

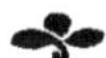

Comment les garçons peuvent garder leur corps pur et fort.

QUATORZIÈME CAUSERIE

Comment la pureté et la force peuvent être conservées. —
« La propreté touche à la sainteté. » — Pureté de l'esprit
et du corps. — Un cœur pur est indispensable; il faut
« garder son cœur ». — Dangers des livres impurs. —
Pureté du corps. — Bain hebdomadaire et journalier. —
La circoncision, considérée dans ses rapports avec la
pureté. — L'intérieur du corps doit aussi être conservé
pur. — Expulsion des matières et des liquides usés. —
La leçon qu'enseigne le feu dans le poële. — Le feu ou
combustion dans le corps. — Importance du nettoyage
régulier des canaux du corps.

Je t'ai promis, mon cher Henry, d'essayer de
te dire, ce soir, comment les garçons peuvent garder leur corps entier, pur et fort.

Parlant à un garçon qui a le bonheur d'être
élevé par des parents aussi intelligents et judicieux que les tiens, je ne puis penser que tout ce
que je vais te dire sera nouveau pour toi. J'espère, cependant, te faire encore mieux comprendre
et apprécier ce qui t'a déjà été enseigné, et ainsi
« ligne après ligne, et précepte après précepte »,
confirmer et approfondir la valeur de certains de-

voirs et de certaines habitudes que tu trouves peut-
être très simples maintenant, mais qu'avec les années, tu reconnaîtras très importantes et très utiles. Pour traiter à fond le sujet, il nous faudrait
en parler chaque soir, pendant plusieurs semaines.
Nous n'y consacrerons que trois ou quatre soirées,
mais j'espère que tu complèteras plus tard cette
étude en lisant des livres qui contiendront des informations plus détaillées.

Tu as, sans doute, souvent entendu dire que « la
propreté touche à la sainteté ». La vraie propreté
implique la pureté du corps et de l'âme. Si l'on
permet à des pensées impures de séjourner dans
l'esprit, elles influeront bientôt sur la vie. La Bible
dit de l'homme : « Il est tel que sont les pensées
dans son âme. » (Prov. 23. 7). Tu vois combien il
est important que nos pensées soient pures.

Il faut tout d'abord avoir un cœur pur. Dieu
seul peut te le donner, et ta prière doit être :
« O Dieu, crée en moi un cœur pur ! » (Ps. 51
12). Jésus a dit : « Heureux ceux qui ont le cœur
pur. » (Mat. 5. 8). Si tu n'as pas encore donné
tout ton cœur au Sauveur, pour qu'Il le purifie, il
faut le faire maintenant, car c'est ta seule sécurité.
Puis lorsque tu auras reçu ce cœur pur que Dieu
donne, il faudra le garder, car la Bible nous dit :

> « Garde ton cœur plus que toute autre chose
> Car de lui viennent les sources de la vie. »

Pour garder ton cœur, il faut d'abord éviter avec
grand soin tous les livres impurs. Il en existe

beaucoup. Ne lis, ou n'écoute jamais lire un livre, ou un journal, dont tu ne pourrais pas faire la lecture à haute voix à tes parents. **En toute chose, ils doivent être tes conseillers et tes protecteurs.** Détourne-toi avec dégoût de ceux qui voudraient corrompre ton esprit par des conversations impures. Ne choisis que des compagnons purs et droits. Si tu n'en trouves point de semblables, reste seul, cela vaut mieux. Il serait plus facile à un mauvais camarade de te faire tomber dans le mal, qu'il ne te serait facile de l'entraîner au bien.

Le corps aussi doit être tenu propre. Chaque garçon devrait se baigner au moins une fois par semaine (deux fois vaudraient encore mieux). Quand j'étais un petit garçon, je pris l'habitude de faire un grand lavage froid, chaque matin, avant de m'habiller ; j'ai continué toute ma vie, et j'en ai retiré un grand bien physique. Quand on commence en été, il n'y a aucun danger de se refroidir ; en hiver, le bain sera suivi d'une réaction qui fortifie. Après une bonne friction, faite avec un linge rude, il faut encore se frictionner le corps entier, vigoureusement, avec les mains.

Pour assurer la propreté du membre sexuel, et la pureté chez son peuple élu, Dieu institua la circoncision, qu'on pratiquait sur les garçons le jour après leur naissance. Ce rite consiste à tirer et à couper la peau mobile qui se trouve à l'extrémité du membre sexuel. De cette manière, il est plus facile pour les parents, et plus tard pour le

garçon lui-même, de tenir le gland ou partie terminale du membre sexuel débarrassé du mucus qui
s'accumule sous le prépuce, et qui, en produisant
de l'irritation, peut devenir une occasion d'excitation sexuelle et de masturbation.

En prenant le bain hebdomadaire, il est bon de
retirer doucement la peau en arrière et de bien
nettoyer le gland. Cette mesure de propreté doit
être accomplie consciencieusement et purement, en
évitant toute action qui pourrait souiller l'esprit
et dégrader le corps.

Non seulement l'extérieur, mais l'intérieur du
corps doit aussi être maintenu pur. Une partie des
matières et des liquides qui doivent être expulsés
sortent à travers les pores de la peau, sous forme
de transpiration. Des bains fréquents sont donc
nécessaires pour tenir ces pores ouverts afin que
le corps soit en bonne santé. Mais des matières
solides et liquides accumulées doivent aussi être
expulsées du corps en quantité assez considérable,
et en une seule fois.

Comment ces matières se forment dans notre
corps, tu le comprendras en observant le feu qui
brûle dans le poêle. La combustion du bois ou du
charbon, produit de la chaleur, et si le feu doit du-
rer un certain temps, il faut y remettre du combustible. Quand celui-ci brûle, les cendres s'accumulent. Une petite quantité de résidu s'échappe,
sous forme de fumée, par le tuyau ou la cheminée, et ce qui reste, sous forme de cendres, doit
être enlevé, sinon la grille se remplit, le tirage di-

minue et le feu s'éteint. Il en est de même dans notre corps. Sa chaleur est produite par les *échanges* qui s'opèrent dans les poumons, le foie et les muscles par des phénomènes vitaux ressemblant à la combustion du charbon dans le poële. La partie qui est exhalée par les pores sous forme de transpiration ressemble à la fumée qui s'échappe par la cheminée, et ce qui s'accumule dans le gros intestin et dans la vessie, sous forme de matières solides et liquides, correspond aux cendres qui s'accumulent dans le foyer du poële. Si on ne vide pas ce foyer chaque jour, les cendres obstruent la grille, empêchent le tirage et étouffent le feu. De même, si la vessie et le rectum ne sont pas vidés au moment convenable, les fonctions internes du corps seront suspendues, les substances malsaines retenues dans le sang, et le cerveau et toutes les parties du corps seront alourdies. Si cela continue longtemps ou se répète souvent, la maladie viendra sûrement.

Si tu désires être fort et bien portant, vide les conduits de ton corps, régulièrement et complètement. Les liquides devront être expulsés, le soir avant d'aller au lit, et le matin en te levant, puis à des intervalles de trois à six heures pendant la journée, et même quelquefois plus fréquemment. Les matières solides doivent être expulsées du corps chaque jour, le matin après le déjeuner par exemple ; on peut très bien accoutumer le rectum à cette habitude.

Lorsqu'on ne remplit pas ces deux devoirs régulièrement, on ne peut avoir une bonne santé, un corps vigoureux et un esprit clair. Pour que les habitants d'une maison soient heureux, il ne suffit pas que l'extérieur de la maison soit bien peint, mais le dedans doit être propre. Pour être heureux et en bonne santé, conserve ton corps propre et pur, en dedans et en dehors.

QUINZIÈME CAUSERIE

Une oxydation lente se nomme rouille ; rapide, elle se nomme combustion. — Quel est le meilleur combustible à fournir à la combustion qui s'opère dans notre corps ? — Choix et préparation de la nourriture. — Il faut observer celle qui nous convient le mieux. — Appétit anormal. — Que faut-il boire ? — Dangers des stimulants. — Ravages causés par les liqueurs enivrantes. — La dangereuse cigarette. — Le tabac est mauvais pour les garçons. — Ses effets sur le cerveau, les muscles, les organes reproducteurs.

Hier au soir, je t'ai parlé de la manière dont notre corps obtient sa chaleur, en me servant de l'image du foyer et du poële. A beaucoup d'égards, cette comparaison est plus un fait qu'une image. Dans nos corps, la combustion, ou oxydation, est plus lente que dans le poële, mais non moins réelle. Quand l'oxydation se produit lentement, comme pour le fer exposé aux intempéries de l'air, nous la nommons rouille ; quand elle est rapide, comme cela a lieu pour le charbon et le bois, nous l'appelons combustion. Dans les deux cas, le phénomène est le même. La combustion qui se produit dans notre corps n'est pas si rapide que celle du bois, mais elle l'est beaucoup plus que l'oxydation du fer. La Bible reconnaît ce fait scientifique lorsqu'elle compare la mort à une lumière ou à une lampe qui s'éteint. Dans le livre de Job (ch. 18 v. 5) elle dit : « La lumière du méchant s'éteindra » et dans les Proverbes (ch. 13. 9 et ch. 24 v. 10) « La lampe des méchants s'éteint. »

Puisque certains phénomes vitaux, qui s'opèrent dans nos corps, ressemblent tellement à la combustion du charbon et du bois, il est bon que nous recherchions quel combustible alimentera le mieux la flamme de notre vie physique.

Il y a une si grande variété d'aliments qu'il serait impossible de parler de chacun d'eux séparément. Il ne faut user que d'une nourriture saine. Elle doit être bien cuite et suffisamment abondante, variée, et prise à des intervalles réguliers. Observe soigneusement, mon cher garçon, les effets produits par ce que tu manges. Si tu as mal à la tête, si tu te sens fiévreux, irritable et de méchante humeur, recherche ce dont tu t'es nourri 12 ou 48 heures auparavant ; en agissant ainsi, tu feras des découvertes précieuses concernant ton bien-être et ta santé. Etudie soigneusement les règles d'hygiène préparées par autrui, en te souvenant toujours cependant que tu peux les modifier un peu suivant ton tempérament. Ne mange jamais d'une nourriture qui ne te convient pas, parce que tu la trouves agréable au goût. En un mot, ne vis pas pour manger, mais mange pour vivre.

Quelques garçons — et quelques jeunes filles aussi — affaiblissent leur corps et le rendent malade en cultivant un appétit anormal pour le vinaigre, le sel, les clous de girofle, le café et d'autres substances, qui deviennent malsaines lorsqu'elles sont prises en trop grande quantité. Ces habitudes conduisent au vice et à l'intempérance, à la ruine physique et morale, par conséquent. J'ai pu constater leurs effets dans la vie de plusieurs de mes compagnons de jeunesse.

Les règles que nous avons posées pour la nourriture peuvent aussi s'appliquer à la boisson. Ne bois que ce qui est bon pour la santé. L'eau pure est la meilleure boisson pour jeunes et vieux. Le thé et le café sont des stimulants qui ne devraient jamais être pris pendant les années de la croissance, sous peine de diminuer la vitalité, la force et la taille. Le jeune garçon qui en fait usage ne sera jamais aussi fort et bien musclé que celui qui boit de la bonne eau.

Si tu attaches de l'importance à ta santé, à ton bonheur, à ton avenir, et même à ta vie, ne bois jamais de liqueurs fortes. Regarde autour de toi, et vois les ravages causés par l'absinthe et d'autres liqueurs. Souviens-toi de l'enseignement de la Bible à ce sujet :

> « Le vin est moqueur, les boissons fortes sont tumultueuses. Quiconque en fait excès n'est pas sage. »

dit-elle (Prov. 20. 1.) En parlant du vin et des liqueurs fortes, elle dit encore, (Prov. 23. 32) ce que tu peux aisément constater autour de toi, si tu es observateur :

> « Il finit par mordre comme un serpent
> Et par piquer comme un basilic. »

Ce que je t'ai dit au sujet du thé et du café s'applique aussi au tabac, avec plus de force encore. Il est possible que quelques hommes, ayant dépassé la trentaine, dont les corps ont atteint la maturité et dont le tempérament est apathique, puissent fumer modérément, sans en ressentir des effets nuisibles ; mais il est absolument sûr qu'aucun garçon qui grandit ne peut faire usage du tabac, sous quelle forme que ce soit, sans se faire un mal certain. La cigarette est petite, elle paraît inoffensive, et s'offre séduisante aux garçons. Observe cependant attentivement les garçons qui la fument. En proportion de l'usage qu'ils en font, ils sont rabougris et arrêtés dans leur développement musculaire. Si tu peux me citer un seul garçon, fumant beaucoup de cigarettes, dont la peau ne soit pas jaune, le blanc des yeux trouble et vitreux, les muscles peu développés et mous, je serai obligé de convenir que tu as trouvé ce que bon nombre d'observateurs attentifs n'ont jamais pu découvrir. Le tabac empêche toujours la croissance, et ses effets sur le cerveau sont aussi marqués que ceux qu'il exerce sur le corps. Des observations minutieuses ont démontré que les collégiens qui fument sont toujours inférieurs à ceux qui ne font aucun usage du tabac. Le record en grandeur, en poids et en facultés intellectuelles, parmi les élèves des quatre années supérieures de notre collège, est détenu par ceux qui ne fument pas. Ils dépassent en poids de 24 % ceux qui fument, en grandeur de 37 % et en thorax de 42 % .

L'usage du tabac affecte sérieusement la puissance cérébrale, la santé de tous les organes, et spécialement la croissance normale du système reproducteur. Si les effets désastreux qui résultent de l'emploi du tabac, n'atteignaient que ceux qui en font usage, ce ne serait que demi-mal ; mais quand nous pensons que « nous ne sommes pas des unités séparées, indépendantes, mais les anneaux d'une chaîne vivante de transmission sans fin, » nous comprenons que le mal que nous faisons à nos propres corps se transmet aux enfants qui nous succèderont. Comme je te l'ai déjà dit, ce que tu es, tes enfants le seront après toi, et ce que tu désires qu'ils soient, tu dois chercher à l'être toi-même pendant que tu grandis. L'usage du tabac n'est pas seulement nuisible, mais il est coûteux, et entraîne d'autres mauvaises habitudes.

Je comptais t'entretenir encore ce soir d'autres sujets, mais il faut les renvoyer à demain. Jusque là, pense à ce que je viens de te dire.

SEIZIÈME CAUSERIE

Dieu veut que l'homme travaille. — Par nature, nous n'aimons pas le travail. — Certains travaux ne mettent en action que quelques muscles ; il est important qu'ils soient tous mis en activité. — Importance de l'exercice, il développe les muscles. — Importance des récréations. — Différence entre l'exercice et la récréation. — On peut transformer les devoirs journaliers en récréation, en les accomplissant avec plaisir. — Nourriture et exercice journaliers. — Importance d'une dose suffisante de sommeil ; les heures qui lui sont le plus favorables.

La pureté, de même que la force du corps et de l'intelligence, ne peuvent être maintenues uniquement par une nourriture saine et suffisante. Il faut y ajouter le travail. Dieu veut que l'homme travaille. Même avant la chute, Adam et Eve avaient quelque chose à faire ; c'était nécessaire pour leur santé et leur bonheur. Ils ne devaient pas vivre en paresseux. Dieu les avait placés dans le jardin d'Eden « pour le cultiver et le garder. » Par nature, aucun de nous n'aime le travail, il nous faut apprendre à l'aimer. Ne refuse pas, mon cher garçon, de faire les petites choses qu'on te demande. Remplis consciencieusement chaque devoir, à l'école et à la maison. Souviens-toi toujours de ce vieux précepte, si vrai : « Tout ce qui vaut la peine d'être fait, vaut la peine d'être bien fait. » N'aie jamais honte d'aucun travail honnête. Ennoblis ton travail en le faisant bien, et tu en retireras un grand profit.

Certains travaux occupent davantage l'esprit que le corps. D'autres ne mettent en action que quelques muscles, cependant pour que le corps conserve sa vigueur il faut que le sang puisse parvenir librement à chaque muscle. Pour obtenir ce résultat, il faut prendre de l'exercice, et un exercice approprié au caractère des occupations journalières. Le garçon qui a conduit la charrue tout le jour n'aura pas besoin de faire une promenade, le soir, pour prendre de l'exercice ; il jouira, par contre, d'une promenade en bateau ou d'un bain dans le ruisseau, ou encore, il se reposera en faisant un travail qui mettra en exercice d'autres muscles que ceux qui ont travaillé dans la journée.

Peu de travaux manuels réussissent à mettre en exercice tous les muscles, c'est pourquoi il faut faire travailler ceux qui n'ont pas servi par des exercices appropriés. Quand j'entre dans la chambre d'un garçon, et que j'y trouve une Bible et quelques livres bien choisis sur son étagère, ainsi qu'une paire d'haltères dans un coin, sur le plancher, je sais tout de suite, que l'avenir de ce garçon est plein d'espoir et de promesses.

Une paire d'haltères, pesant chacune un ou deux kilos, ne coûte pas cher, et a une grande valeur. Si l'on peut y ajouter un exerciseur et d'autres engins, cela n'en vaut que mieux. L'exercice doit être simple ; s'il est pris chaque jour, on peut en attendre d'excellents résultats. Certains exercices très recommandables, ne nécessitent ni haltères, ni engins.

Nous avons connu des garçons qui pensaient développer leur membre sexuel par la masturbation. C'est non seulement commettre un grand péché, mais une grave erreur. Il est vrai que les muscles se développent par l'exercice, mais le membre sexuel est le centre d'un réseau de nerfs se reliant au système nerveux du corps entier ; au lieu d'être fortifiés par l'exercice, ces nerfs sont affaiblis et même détériorés, surtout si cet acte contre nature est souvent répété, et le coupable souffre des résultats du péché qu'il a commis par ignorance.

Les hommes, les femmes et les enfants ont besoin non seulement d'exercice, mais de récréation. Il y a une grande différence entre l'exercice et la récréation. Dans cette dernière, il y a toujours un élément de plaisir. L'homme qui scie du bois ou casse des pierres prend de l'exercice, mais il n'a pas de récréation. Jouer au cerceau, à la balle, aller à bicyclette, etc., sont à la fois, pour le garçon, un exercice et une récréation. Du reste, les récréations prises en plein air, renferment toujours une dose d'exercice, tandis que l'exercice peut être, et est souvent, dépouillé du plaisir qui en fait une récréation. Toutefois, lorsque la récréation est prolongée au point de perdre son élément d'agrément, elle devient un exercice ou un travail, selon les circonstances. Pour l'enfant qui a été tenu en classe pendant la journée, une heure ou deux passées au grand air seront une bonne récréation, tandis que pour l'agent de police qui doit surveiller les jardins publics, la station au grand air est un travail, et non un délassement.

Il y a des personnes qui accomplissent leurs devoirs journaliers avec un tel plaisir, qu'elles les convertissent en une récréation perpétuelle, des plus profitables. Tu rencontreras des garçons et des jeunes filles qui prennent un tel plaisir à leurs études qu'elles deviennent pour eux un jeu. Ceux qui font ainsi sont toujours en bonne santé et heureux. Mon cher garçon, si tu désires être robuste, heureux et utile dans ce monde, apprends à travailler avec tant de sérieux, d'ardeur et d'enthousiasme que tu convertisses le travail en un jeu ou qu'il devienne tout au moins une joie pour toi. Ne commets pas l'erreur de te mettre à la recherche d'un bonheur que tu ne pourras jamais atteindre, mais fais ton devoir fidèlement et le bonheur viendra à toi.

Prends chaque jour une bonne nourriture et de l'exercice. Accorde-toi aussi une récréation chaque fois que tu en ressens le besoin, en ayant soin toutefois d'en choisir une qui te soit profitable. Et souviens-toi toujours que la meilleure récréation peut devenir préjudiciable quand elle ne vient pas au moment propice, qu'elle est trop prolongée ou prise en mauvaise compagnie.

Pour conserver ta santé et ta vigueur, tu dois dormir suffisamment. Huit heures de sommeil peuvent convenir à des adultes, mais pour les enfants qui grandissent, dix heures et même douze heures ne sont pas de trop. Ne veille jamais, car les premières heures de la nuit sont les meilleures pour le repos. Ne reste jamais tard au lit le matin. Le vieux dicton : « Se coucher tôt, se lever tôt, rend un homme robuste, riche et sage, » est bien vrai. Couche-toi de bonne heure et mets-toi au lit *pour dormir*. Ne dors pas dans la plume ; ne t'agite pas. Aie une bonne conscience, et la nuit contribuera à ta croissance, à ta force, à ta vigueur, aussi bien que le jour.

DIX-SEPTIÈME CAUSERIE

❖

L'esprit doit être nourri et exercé comme le corps. — L'intelligence peut être anémiée. — L'esprit se nourrit par les yeux, les oreilles et d'autres organes des sens. — La nourriture mentale doit être digérée par la pensée, l'observation et d'autres processus mentaux. — Comme pour le corps, cette nourriture doit être saine et convenable. — Lectures malsaines ; bonnes lectures. — La nature spirituelle doit aussi recevoir la nourriture qui lui convient. — Six principes qui doivent aider à déterminer le choix des amusements.

Ce que je t'ai dit, ces deux derniers soirs, mon cher Henry, au sujet de la nourriture, de l'exercice et des récréations nécessaires à l'entretien de la santé corporelle, s'applique également à la santé et au développement de l'esprit. Les facultés intellectuelles doivent être mises en exercice, et l'esprit réclame des récréations sous forme d'amusements. La nourriture du corps y pénètre par la bouche, mais celle du cerveau entre par les oreilles, les yeux et chacun des organes des sens. Si tu fermes la bouche d'une manière permanente, comme dans la maladie connue sous le nom de tétanos, ton corps mourra

d'inanition ; de la même manière, si tu fermes her-
métiquement les cinq avenues qui conduisent au
cerveau, ton esprit mourra aussi d'inanition. Tu
as, sans doute, remarqué des personnes dont les
corps sont débiles parce qu'ils ne reçoivent pas
une nourriture saine et suffisante ; il y a aussi
beaucoup de personnes qui ont l'intelligence faible
parce qu'elles la laissent mourir de faim, ou ne
lui donnent qu'une nourriture de mauvaise qualité.
Il ne suffit même pas qu'une nourriture soit bonne
pour qu'elle soit profitable. On peut la prendre de
telle façon, ou en quantité si excessive, qu'elle ne
fortifie pas le corps ; il faut se souvenir que ce
n'est pas la nourriture absorbée, mais celle qui est
digérée, qui nourrit.

Tu comprends, maintenant, combien il est important qu'un garçon soit observateur et attentif à
tout ce qu'il voit et aux sensations que les cinq
sens communiquent à l'intelligence. Ce n'est pas
tout ce que tu verras et entendras qui te rendra
intelligent, mais c'est ce que tu digéreras qui te
donnera la force intellectuelle. Quand tu étudies,
pense à ce que tu lis. Après avoir récité tes le-
çons, pense à ce que tu as appris. Digère complètement ce qui entre dans ton cerveau, comme tu
digères ce qui entre dans ton estomac, afin que
cela devienne partie intégrante de ton être.

Fais attention à la nourriture que tu donnes à
ton intelligence. Tu ne voudrais pas absorber des
aliments malpropres ; tu ne dois pas non plus in-

troduire dans ton esprit par les livres, les journaux
où les paroles d'autrui, des notions impures. Sur-
veille ton estomac, mais garde aussi ton esprit.

Tu as sans doute remarqué des garçons grands
liseurs, ils négligeaient même des devoirs impor-
tants pour se livrer à leur passion de lecture ; ils
lisaient dans les rues, dans les tramways, à l'école,
à la maison, et cependant au lieu d'être intelligents, ils étaient ignorants sur beaucoup de points.
C'est qu'ils ne donnaient pas à leur intelligence
une nourriture saine, et elle mourait d'inanition en
s'affaiblissant, de jour en jour, et d'année en année.

Je t'ai dit dans une de nos conversations que tu
ne pouvais pas faire souffrir ton corps sans af-
fecter, du même coup, ton intelligence ; de même
tu ne peux faire souffrir ton intelligence sans que
cela se répercute dans ton corps. Lis des biogra-
phies et des livres d'histoire, des récits de voya-
ges et d'explorations ; lis des livres qui s'occupent de science ou d'art, de morale ou de religion,
mais ne lis pas des romans ou des livres stupi-
des. Le monde est trop plein de bons livres, et tu
as trop de choses à apprendre, actuelles et réelles,
pour que tu te permettes de lire des ouvrages sans
valeur.

Comme ton intelligence, ta nature morale et spirituelle doit aussi être nourrie. De même qu'un
corps en bonne santé désire les aliments, et l'esprit, la connaissance, la nature spirituelle soupire
après Dieu et la vérité. Si tu te privais de l'in-

fluence chrétienne de la maison, ainsi que de l'école du dimanche, ta nature spirituelle mourrait de faim, et deviendrait indigne du Dieu qui l'a créée à son image et sa ressemblance.

Les amusements étant pour l'enfant ce que les récréations physiques sont pour le corps, il est bon que je t'en parle un instant. Il y a bien des sortes d'amusements ; les uns sont bons, d'autres médiocres, d'autres tout à fait mauvais. Je ne peux entrer dans les détails, mais je veux t'indiquer quelques principes sûrs, qui pourront te diriger dans ton choix.

1º Ne te livre jamais à un amusement qui entraînerait de grands frais. L'amusement doit être un simple délassement, et n'entraîner aucune forte dépense.

2º Il doit être de nature à te fournir la diversion et la détente dont tu as besoin ; tu ne dois pas t'y livrer uniquement pour t'amuser.

3º Tes amusements ne doivent jamais empiéter sur les droits des autres, ou les gêner en quoi que ce soit.

4º Un amusement qui fascine au point d'entraîner la négligence des devoirs de famille, d'affaires ou des devoirs religieux, est dangereux et doit être évité.

5º Celui qui laisse du dégoût pour les occupations du lendemain, qui détourne l'apprenti de ses outils parce qu'ils ne sont pas des épées, le forgeron de son tablier de cuir parce qu'il n'est pas un manteau princier, et le berger de son troupeau parce qu'il ne se compose pas de bêtes sauvages et de taureaux à combattre dans l'arène, est malsain et dangereux.

6° L'amusement qui jette un blâme à la vertu, qui émet des doutes sur la religion ou les choses sacrées, qui détourne du foyer domestique, qui revêt le vice de costumes attrayants, éveille les passions ou émousse le sens moral, est dangereux et doit être évité.

Dans ton choix, sois attentif, consciencieux et vigilant. De même qu'on peut convertir le travail en récréation en le faisant avec plaisir, de même l'étude, la lecture et l'effort mental peuvent être pratiqués avec enthousiasme et plaisir, jusqu'à devenir salutaires et attrayants.

Si nous apportons à notre travail, l'entrain et la bonne volonté, aucune récréation, aucun amusement ne deviendra pour nous une tentation qui nous exposerait à un danger sérieux.

CINQUIÈME PARTIE

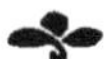

Le devoir d'aider les autres
à éviter les habitudes pernicieuses
ou à s'en affranchir.

DIX-HUITIÈME CAUSERIE

Privilège qu'ont certains garçons d'être bien entourés. — Les privilèges créent une plus grande responsabilité. — Notre devoir envers ceux qui se trouvent dans des situations moins favorables. — Il faut sauver ceux qui sont en danger. — Beaucoup de garçons pèchent parce qu'ils n'ont jamais été avertis. — Ceux qui sont ainsi négligés deviennent leurs propres ennemis, puis ceux de la société et de la nation. — Les garçons pervers propagent le mal ; pourquoi ceux qui sont sages ne propageraient-ils pas le bien ? — Ils doivent servir les autres, en les instruisant et en les sauvant de la souffrance. — Il faut qu'ils écartent le danger de leur chemin.

D'après tout ce que je t'ai dit dans nos causeries précédentes, je suis sûr, mon cher garçon, que tu es bien reconnaissant envers la Providence de t'avoir donné des parents qui t'ont gardé du mal qui souille et dégrade la vie de tant de garçons. Il faut toutefois te souvenir que si tu es meilleur que d'autres, ce n'est pas à toi-même que tu le dois, mais à ton Père céleste qui t'a entouré d'amis et de bonnes influences pour t'aider à devenir ce que tu es. Beaucoup d'autres garçons n'ont pas eu ce privilège, et s'ils avaient été entourés comme toi, ils auraient sans doute été meilleurs, de même que si tu t'étais trouvé à leur place, tu serais probablement devenu semblable à eux. Mais sais-tu que les privilèges dont tu as bénéficié t'imposent des obligations envers les garçons ignorants ou vicieux, qui souffriront des tristes conséquences de leur ignorance ou de leur vice, à moins que tu n'essayes de faire pour eux ce que l'on a fait pour toi ? Suppose que tu te sois endormi, entouré d'ennemis qui ont comploté de te faire du mal et même de te tuer, et qu'un ami l'ayant appris, ait déjoué leurs projets et t'ait sauvé en t'éveillant à temps, ne sentirais-tu pas, en voyant d'autres de tes compagnons exposés au même péril, que tu dois faire pour eux ce qui a été fait pour toi ? De même, c'est notre devoir d'éveiller, d'avertir et de sauver, tous ceux qui sont exposés à la souillure et au péché, et de faire tout ce que nous pouvons pour relever ceux qui sont tombés.

La destinée d'une multitude de jeunes garçons dépend de ce qu'on fera pour eux à cet égard. S'ils sont avertis et rendus sages, ils deviendront des citoyens honorables et utiles. Mais si personne ne prend soin d'eux, et s'ils deviennent la proie d'hommes ou de garçons pervertis, ils seront leurs propres ennemis, puis ceux de la société en général et ceux de la nation. Il faut que les garçons soient sauvés pendant qu'ils sont jeunes, avant que les habitudes vicieuses se soient implantées en eux.

Il faut qu'ils comprennent que le vice sous toutes ses formes est l'ennemi de leur bonheur et de leur santé et qu'il est une honte aux yeux des gens, un péché aux yeux de Dieu.

Les garçons et les hommes pervers cherchent à entraîner les autres au mal ; ils ne perdent aucune occasion de leur suggérer des pensées impures et des pratiques vicieuses ; pourquoi ceux qui sont purs ne chercheraient-ils pas aussi à répandre des connaissances utiles et bienfaisantes qui en sauveront beaucoup du péché, de la faiblesse physique et mentale, et peut-être même de la ruine totale ?

Les jeunes garçons trouvent plus facilement le moyen d'aborder ces sujets avec leurs camarades que ne peuvent le faire les personnes plus âgées. Si tu pouvais sauver du péché et du vice, ne fût-ce qu'un garçon, tu aurais fait une bonne action. Relever quelqu'un qui est tombé, c'est bien ; mais s'il avait été possible de sauver cette personne avant qu'elle se soit livrée au vice, n'aurait-ce pas été encore meilleur ? Si j'allais soigner jour et nuit, un pauvre homme, souffrant de douleurs internes provenant de ce qu'il est tombé en glissant sur une pelure d'orange jetée sur la chaussée par une personne insouciante, je lui rendrais certainement service. Mais il aurait été plus facile pour moi et meilleur pour lui que j'eusse passé dans la rue avant lui et ôté la pelure d'orange, car ce simple petit effort aurait enlevé la possibilité d'une chute.

Ainsi, tu comprends que tu dois essayer d'écarter tout danger du sentier des autres garçons, surtout de ceux qui sont plus jeunes que toi. N'expose jamais un garçon au ridicule, de crainte de briser en lui le sentiment de honte qui lui aiderait à se corriger, et de peur qu'étant exaspéré, il ne devienne défiant et insensible à tout sentiment de pudeur et de repentir. Prête-lui ton livre: *Ce que tout enfant devrait savoir*. J'ai connu un garçon qui a sauvé plus de cinquante de ses camarades en agissant ainsi.

Afin que tu puisses conseiller sagement les autres et leur témoigner une sympathie active, je te parlerai, demain soir, de ce que peuvent faire ceux qui désirent recouvrer, autant que possible, ce qu'ils ont perdu par leur ignorance ou leur péché. Puis je clorai ces entretiens en te parlant des changements qui se produiront dans ton corps, d'ici à quelques années, afin que tu puisses t'y préparer et éviter d'autres dangers que tu rencontreras alors sur ton chemin.

SIXIÈME PARTIE

Comment on peut recouvrer la pureté et la force.

DIX-NEUVIEME CAUSERIE

Comment recouvrer la pureté et la force. — Le succès de la cure dépend de l'étendue du dommage et de la méthode curative employée. — Effort humain et secours divin. — Importance des règles d'hygiène déjà mentionnées. — Il faut parfois beaucoup de temps avant d'obtenir le succès. — Importance des bains. — Il ne faut consulter que des médecins compétents. — Tout le corps doit être soumis à la pureté des pensées. — Conseils utiles se rapportant à l'exercice, au sommeil, à la nourriture, etc. — Rechercher chaque jour le secours divin.

Pour tenir la promesse que je t'ai faite hier, je te dirai comment ceux qui se sont livrés aux habitudes vicieuses peuvent essayer de recouvrer la pureté et la force. Ils retrouveront leur vigueur à proportion du temps et de la façon dont ils l'auront détruite. Quand on se blesse à la main, cette blessure peut être guérie, mais la guérison tardera d'autant plus que la blessure aura été plus grave, et les soins plus ou moins intelligemment donnés.

Aucune partie du corps, ayant été sérieusement atteinte, ne sera, après la guérison, exactement ce qu'elle était auparavant. Une simple coupure, si elle a été un peu profonde, laisse une cicatrice.

Le péché est toujours déplorable ; cependant un garçon qui comprend l'importance d'un changement sincère et permanent, peut espérer la délivrance s'il confesse son péché à Dieu, recherche son patron, et accepte Jésus-Christ comme son Sauveur, en se confiant en Lui pour obtenir la force de soutenir la lutte contre son péché et ses conséquences. Le succès est plus sûr quand celui qui lutte a Dieu pour associé dans le combat. Mais d'autre part, si l'effort humain et la volonté manquent, Dieu ne peut pas faire tout ce qu'Il voudrait. Ni Dieu, ni l'homme ne peuvent obtenir la victoire en luttant séparément ; l'effort humain doit être associé au secours divin.

Tout ce que je t'ai signalé, il y a quelques jours, sur la manière dont les garçons peuvent conserver leur corps pur et fort, est de grande importance pour ceux qui désirent s'affranchir du vice et regagner ce qu'ils ont perdu. Fais-toi redire ces choses par les cylindres quatorze, quinze, seize et dix-sept, et afin de ne pas l'oublier, écris ce qu'ils te rediront sur la pureté du cœur et de l'esprit, la propreté du corps, extérieure et intérieure; sur la nourriture, l'importance qu'il y a à éviter les stimulants de toutes espèces, la nécessité du travail, la valeur de l'exercice, des récréations, des amusements, du sommeil et la nécessité de nourrir aussi l'intelligence et la nature spirituelle. Tout

ceci est très important pour celui qui désire devenir fort, et garder, ou recouvrer, la maîtrise de
lui-même.

Je te donnerai encore quelques directions complémentaires pour ceux qui désirent rompre avec
le vice et regagner ce qu'ils ont perdu.

Il faut d'abord qu'ils sachent que ce résultat ne
peut être obtenu en quelques semaines ; il faut
parfois des mois et même des années, mais il vaut
le prix qu'il coûte. Un développement physique
normal est le résultat d'années de soins et de culture physique ; quand il a été compromis, il faut
du temps pour y remédier. Le bain est de première
importance. Au bain hebdomadaire, il faut absolument ajouter le grand lavage froid du matin, et si
les parties génitales sont fiévreuses ou sensibles, il
sera bon de les laver encore à l'eau froide le soir,
avant d'aller au lit. En plaçant la cuvette sur le
plancher, et en se baissant au-dessus, il est facile
de faire ce lavage. Il faut commencer les ablutions
froides en été ; une fois que le corps est accou-
tumé à l'eau froide, tout le système sera aguerri
contre les refroidissements.

Si le gland — ou partie terminale du membre
sexuel — est sensible, irrité, ou difficile à tenir
propre, le garçon avertira ses parents qui con-
sulteront un médecin compétent. Dans quelques
cas, la circoncision, opération chirurgicale très
simple, est le seul moyen d'obtenir une guérison
permanente.

Un **garçon** doit toujours avertir ses parents lorsqu'il souffre aux parties génitales ; il n'y a aucune raison qui doive l'empêcher d'en parler aussi librement que de toute autre partie de son corps. La fausse pudeur est le résultat de pensées ou de pratiques vicieuses. Tout garçon, qui a de bons parents, ne doit pas craindre de les informer de chaque maladie ou indisposition qui peut l'atteindre.

Si je parlais à un garçon désireux d'échapper à l'esclavage du vice solitaire, j'ajouterais, à ce que je t'ai déjà dit, les conseils suivants :

Prends beaucoup d'exercice en plein air ; fais-le systématiquement et régulièrement chaque jour, jusqu'à ce que tu te sentes un peu fatigué. Occupe aussi ton esprit ; évite tous les romans, les livres, les journaux sans valeur, et ne te permets que de bonnes lectures. Force-toi à être attentif. A la fin de chaque page, ou de chaque paragraphe, arrête-toi et répète ce que tu viens de lire. Fais de même à la fin de chaque chapitre. Discipline ton corps et ton esprit, enseigne-leur à obéir à ta volonté.

Ceci est très important, car l'effort développe le caractère, engendre la force, et rend un garçon capable de se dominer et de dominer les événements.

Dors sur un lit dur, dans une chambre bien aérée. Ne te couvre pas trop chaudement. Ne dors jamais sur le dos ; évite les édredons, à moins de cas spécial ou de très grand froid. Aie un lit pour toi seul. Ne t'assieds pas sur des chaises rembourrées. Ne monte pas à cheval. Abstiens-toi de tout stimulant, y compris le thé et le café ; le chocolat et le cacao sont bien préférables. A tout garçon, comme à tout homme, souffrant d'excitation sexuelle, les boissons alcooliques et le tabac sont nuisibles.

Prends garde à ta nourriture. Le lait et les légumes sont des plus favorables pour vaincre la sensibilité sexuelle, mais une quantité modérée de viande fraîche est nécessaire pour prévenir la faiblesse et la débilité. Le poisson frais est bon, mais les œufs ne doivent être pris qu'avec modération. Le porc est mauvais ; toute viande salée est difficile à digérer et peu nourrissante. Le poivre, les cornichons et toutes les épices doivent être évités. Les gâteaux et les patisseries font du mal à l'estomac. Le sucre doit être employé avec modération, et jamais entre les repas.

Prends garde que tes pantalons ne soient pas trop étroits, de façon à presser sur les organes sexuels ; ne serre pas trop tes bretelles. Evite la compagnie de garçons vicieux. Détourne-toi des peintures obscènes. Fuis la solitude et choisis de bons amis. Aie un but élevé devant toi. Recherche chaque jour le secours divin, et tu recouvreras peu à peu les forces perdues ; ne te laisse décourager par aucune difficulté ; persévère, et Dieu t'aidera et te donnera la victoire.

Voilà, cher Henry, les conseils à donner à tout garçon qui veut rompre avec son triste passé et lutter, plein d'espoir en l'avenir.

SEPTIÈME PARTIE

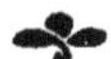

La Puberté
et les changements qu'elle amène.

VINGTIÈME CAUSERIE

❖

Passage de l'enfance à la virilité. — Changements physiques et mentaux qui se produisent à la puberté. — Signification de ce mot. — Les forces latentes. — Leur éveil et leur maturité, survenant au moment où nous en avons besoin. — L'homme se forme entre quatorze et vingt-cinq ans. — Avant la puberté, les garçons et les filles présentent les mêmes caractéristiques. — A quatorze ans, les caractéristiques masculines commencent à se développer. — Expériences nouvelles et embarrassantes. — La nature sexuelle s'éveille. — Période d'orages et de difficultés pour le garçon. — Dangers résultant de l'ignorance. — Importance de connaissances scientifiques.

Mon cher Henry,

Le berceau, où dort maintenant ta petite sœur était, il n'y a que peu d'années, ta propriété. Aujourd'hui, tu as passé l'âge où l'on dort dans un berceau, et tu t'avances vers la virilité, vers une vie utile, honorable et bénie. Tu seras encore un jeune garçon pendant quelques années, puis à quatorze ou quinze ans, tu entreras dans une nouvelle période de ta vie, qui durera plusieurs années, et pendant laquelle tes organes reproducteurs se développeront, aussi bien ceux qui sont cachés à l'intérieur de ton corps que ceux qui sont à l'extérieur. Tu éprouveras les sensations nouvelles et étranges qui accompagnent ces transformations. Les changements physiques et mentaux qui se produisent à ce moment sont, pour les garçons, pleins de mystère, de perplexité et de danger. Afin que tu n'aies pas à les supporter sans avoir été averti, je désire te parler de cette période de la vie qu'on nomme « l'âge de la puberté. » Si nous employions ce mot « puberté » en parlant des plantes, il désignerait le moment où les plantes commencent à produire des fleurs. Chez les garçons, c'est le moment où les organes reproducteurs commencent à se développer, et où le fluide sexuel se forme dans les testicules, puis s'amasse dans les glandes situées à l'intérieur du corps, dans le bassin.

Quand nous naissons, bébés dépendants, Dieu ne nous donne pas immédiatement ce dont nous n'aurons besoin que plus tard. Pendant les premiers mois de son existence, le bébé n'a pas besoin de dents, elles lui poussent au fur et à mesure de ses besoins. Cependant, à sa naissance, l'enfant possède déjà le germe de ses dents, caché dans ses gencives; elles sont à l'état embryonnaire, attendant le moment propice pour sortir. De la même manière, le système reproducteur, chez tous les garçons bien constitués, reste à l'état embryonnaire, jusqu'à l'âge de 14 ou 15 ans, où il commence à s'éveiller et à se développer. Des changements s'opèrent, transformant, en quelques années, le garçon en un homme complètement formé.

C'est entre 14 et 18 ans que ces changements sont les plus éprouvants et les plus marqués. Beaucoup de garçons, ignorant ce qui les attend et ce qu'ils auront à supporter, tombent dans le vice à ce moment et ruinent leur santé. Il faut donc avertir tous les garçons.

Les changements visibles, extérieurs, ont lieu très rapidement. Mais la période la plus critique est celle des transformations internes et invisibles; elles sont à la fois physiques et mentales, et s'opèrent, dans la plupart des cas, entre 14 et 21 ans, quoique la maturité sexuelle ne soit pas atteinte avant 25 ans.

Pendant les premières années de l'enfance, lorsque les organes reproducteurs dorment encore, les garçons et les filles présentent les mêmes traits physiques et mentaux. Mais à l'âge de quatorze ans, environ — quelquefois plus tôt, d'autres fois plus tard — alors qu'ils approchent de la puberté, les traits caractéristiques de chaque sexe commencent à se développer.

A ce moment, le corps du garçon croît très rapidement ; ses épaules s'élargissent, sa poitrine aussi. Sa voix change et devient plus forte et plus grave, sa peau durcit. La moustache apparaît. Les os deviennent plus solides. Les parties sexuelles se développent, et les dents de sagesse font leur apparition.

Le garçon est alors maladroit, sa voix « mue »,

ses bras et ses jambes l'embarrassent. Il est susceptible et timide, dans des circonstances où il était parfaitement à l'aise auparavant. Il éprouve des sensations nouvelles et des désirs qu'il ne sait comment interpréter. Il devient plus poli avec les étrangers, surtout avec les femmes. Il se met à rechercher la compagnie des jeunes filles de son âge. Pendant ce temps une nature, divinement implantée en lui, s'éveille et se développe pour le rendre aussi noble et aussi utile que possible, à tous égards.

Mais c'est à ce moment aussi que la passion sexuelle commence à s'affirmer. Si le garçon est ignorant, a un sens moral peu développé, ou se trouve sous l'influence de compagnons vicieux, il court de grands dangers. C'est aussi à cet âge difficile que les garçons deviennent irritables et contrariants. Ils se révoltent facilement, et éprouvent parfois le désir de s'éloigner du foyer paternel pour s'affranchir de tout frein et de toute tutelle.

Autrefois obéissant et studieux, le garçon devient désobéissant, agité et ingouvernable. Parfois même, il témoigne une certaine aversion pour les choses religieuses. Sa nature entière est en révolution, et ses défauts se montrent à la surface. C'est la période de la vie que l'on peut nommer « le cap des tempêtes. »

Si les parents et les maîtres du garçon comprennent ce qui se passe en lui, la crise se terminera vers vingt ans, d'une façon plus heureuse qu'on n'aurait pu le prévoir pendant la période orageuse. Et s'il a été gardé du mal, sa vie sera toujours plus calme, bénie et prospère. Mais s'il est devenu la proie du vice, il va au devant d'une vie de passion et de péché, de désappointement et de souffrance.

Tu vois, mon cher Henry, combien il est important qu'à ce moment, le plus pénible de toute son existence, le garçon ne soit pas abandonné à des dangers physiques et moraux si sérieux.

Ceux qui ont traversé ces temps difficiles en observant leurs sensations et en notant leurs expériences, comprennent les difficultés et les fortes tentations des jeunes garçons ; ils sont capables de leur donner de sages conseils et de les entourer d'une sympathie secourable en leur faisant comprendre les nobles devoirs et les grandes responsabilités pour lesquels Dieu, dans sa sagesse et son amour infinis, les prépare pendant cette période de formation.

Demain soir, je t'enverrai mon dernier cylindre et je te donnerai quelques conseils propres à te préparer à ces changements qui s'approchent. Je les accompagnerai de quelques considérations que me suggèrent mon amour pour toi, et le profond intérêt que je porte à tous les garçons.

VINGT ET UNIÈME CAUSERIE

Dernière causerie. — Mon désir de te préparer à la virilité qui s'approche. — La pureté ressemble à la rosée. — Les garçons sont impatients de devenir des hommes. — Ages différents, suivant les individus, auxquels s'établit la puberté. — Les causes de cette diversité. — Elle apparaît plus vite chez les garçons délicats et faibles que chez ceux qui sont robustes. — Comparaison avec les fruits. — Les garçons, forts et sains, éprouvent moins de troubles pendant leur développement sexuel. — Un développement trop hâtif pronostique un déclin précoce. — Danger spécial aux années de l'adolescence. — Notre conseil d'adieu. — Danger des renvois à plus tard. — Comment échapperons-nous si nous sommes négligents ? — Ne tarde pas à faire alliance avec Dieu.

Voici bientôt un mois que nous avons commencé nos entretiens phonographiques. Je t'ai parlé, mon cher Henry, avec un cœur plein d'affection et de sympathie, ce qui a transformé la tâche de t'instruire en une source de grande joie. En terminant ce soir nos causeries, je me plais à espérer que tout ce que je t'ai dit, jour après jour, t'aura intéressé et instruit.

Je désire que dans ton passage de l'adolescence

à la virilité, tu puisses éviter les perplexités et les dangers qui ont amené la ruine de tant de garçons. La pureté ressemble aux gouttes de rosée qui étincellent le matin, comme des diamants sur les herbes et les fleurs. Touchées par une main rude elles tombent et ne peuvent plus être reformées par l'adresse et l'habileté de l'homme, quoiqu'il ait cependant toutes les eaux du globe à son service.

Tous les garçons se réjouissent de devenir des hommes. Certains d'entre eux sont jaloux quand ils voient se produire chez d'autres un développement et des changements qui ne te sont pas encore montrés chez eux. Je désire te mettre en garde contre une erreur de jugement qu'ils commettent, et qui peut les conduire à des pratiques vicieuses. Ces pratiques, loin de conduire au développement qu'ils désirent, amènent la faiblesse et la maladie et vont, par conséquent, à fin contraire du but qu'ils s'étaient proposés.

L'âge auquel la puberté se manifeste varie suivant les individus. Les changements qu'elle amène se produisent parfois, exceptionnellement, chez des garçons de douze ans, d'autres fois, exceptionnellement aussi, ils ne produisent qu'à l'âge de dix-huit ans. Ces variations dépendent de la nationalité, de la race, du climat, mais plus fréquemment encore de la condition physique de l'individu. Dans les pays chauds, ce développement est hâtif, il est retardé dans les climats froids. Les garçons nègres se développent plus vite que les blancs. Le tempérament, les occupations et le genre de vie influent aussi sur la puberté, mais l'état de santé est le principal facteur de son apparition. Il est généralement prouvé que les garçons ayant hérité une faible constitution, un tempérament nerveux, ou une santé délicate, subissent plus vite les changements qui indiquent l'approche de la puberté, tandis que, d'autre part, la règle générale est que chez les garçons robustes vivant beaucoup en plein air et prenant beaucoup d'exercice physique, ces changements sont plus tardifs.

Il se passe quelque chose d'analogue chez les fruits. Les premières pommes, pêches ou cerises qui rougissent sur les arbres, alors que la grande masse des fruits sont encore loin d'être mûrs, peuvent réjouir les yeux, mais quand on les examine, on découvre que ces fruits hâtifs sont toujours véreux ou malades.

Le garçon qui recherche une maturité hâtive par des pratiques vicieuses, ne réussit qu'à s'attirer la faiblesse et la maladie, tandis que celui qui observe soigneusement les lois de l'hygiène se développe normalement, devient un garçon vigoureux qui parviendra à la virilité sans traverser les épreuves et les angoisses que subissent ceux qui souffrent de faiblesse ou de maladie héritée ou acquise. Ne convoite jamais, mon cher garçon, ce développement hâtif, car une maturité hâtive pronostique un déclin précoce.

Par une nourriture appropriée, des lavages journaliers, de l'exercice en plein air — ni trop violent, ni trop prolongé, mais cependant suffisamment fréquent et vigoureux — tu dois chercher à acquérir cette vigueur physique et mentale qui t'assurera des années de bonne santé et de travail fécond.

Les années de l'adolescence, de quatorze à vingt-cinq ans, sont pleines de perplexités, de troubles et de dangers. C'est pendant cette période que la plupart des garçons commettent des erreurs et agissent mal, les uns physiquement, les autres intellectuellement, d'autres encore moralement, certains même de toutes les façons. Ces erreurs proviennent le plus souvent de l'ignorance. Je suis persuadé que peu de garçons choisissent délibérément et volontairement le mal, mais ils pèchent par ignorance et continuent jusqu'à ce que le vice soit devenu une habitude invétérée et que leur ruine devienne inévitable.

C'est pourquoi j'ai jugé bon de t'avertir avant que tu atteignes cette période, afin que, par la culture physique, tu puisses acquérir une vigueur corporelle qui te rendra capable de la traverser en parfaite sécurité et d'entrer dans la maturité de la vie en homme noble, pur et pieux. Si tu te souviens de tout ce que je t'ai dit, et si tu es soigneux à suivre mes conseils, je crois que tu seras suffisamment éclairé sur les organes reproducteurs et leurs fonctions jusqu'à ta seizième ou dix-septième année. Tu trouveras alors les instructions complémentaires dont tu auras besoin dans le livre : *Ce que tout jeune homme devrait savoir*, auquel je travaillais justement lorsque ta maman me pria d'avoir avec toi la série d'entretiens que je termine aujourd'hui.

Et maintenant, mon cher Henry, avant de te dire adieu, je désire te mettre en garde contre une mauvaise habitude qu'ont des milliers de personnes, je veux parler de l'habitude de renvoyer à plus tard. Tu pourrais admettre que tout ce que je t'ai dit est la vérité, et te proposer honnêtement d'y conformer ta conduite, et cependant renvoyer à plus tard de te mettre à l'œuvre et perdre ainsi, par ta négligence, tout le bien que tu as pu acquérir. Tu pourrais te dire, comme tant d'autres l'ont fait, que tu es fort et en bonne santé, et que comme tu es encore très jeune, tu peux te laisser aller à tes désirs, négliger ton âme, violer les lois physiques et morales en te réservant de réparer plus tard le passé par un exercice appropriée, une nourriture saine et une vie strictement morale. Cependant, quoique tu aies été préservé du vice secret qui mine tant d'autres garçons, le soin de ta santé et le développement de tes forces physiques, intellectuelles et morales, sont d'une immense importance. A aucune autre période de ta vie, tu ne pourras acquérir aussi facilement ce qui est nécessaire pour ton bien.

Que cette parole de l'Ecriture retentisse à tes

oreilles : « *Comment échapperons-nous, si nous négligeons ?* » (Héb. 2. 5). Pour devenir un ignorant, un garçon n'a rien d'autre à faire qu'à négliger ses livres et la fréquentation de l'école. Pour devenir un banqueroutier, un négociant n'a qu'à gaspiller son argent, négliger ses affaires — et la faillite devient inévitable. Le fermier n'a pas besoin de semer de l'ivraie dans son champ pour nuire à sa réculte ; il n'a qu'à le négliger, et l'ivraie et les ronces croîtront d'elles-mêmes ; sa ruine sera la conséquence d'une simple négligence.

Ainsi, mon cher garçon, quoique tu aies déjà en partage une bonne éducation physique, intellectuelle et morale, si tu ne conserves pas ce que tu as appris, par un exercice et un usage constant, tu le perdras sûrement.

De même, tu perdras le bénéfice de toutes nos conversations, et des instructions que tu as reçues sur certains sujets, si tu négliges de te mettre à l'œuvre tout de suite pour y conformer ta vie.

Tu pourrais accepter et mettre en pratique tout ce que je t'ai enseigné concernant ta nature physique et ta nature intellectuelle, et cependant négliger ta nature spirituelle. Satan te suggérera certainement que tout ce que je t'ai dit est vrai, mais que tu es jeune, et que tu auras plus de temps pour t'occuper de ton âme quand tu seras sorti de l'école; il t'encouragera ainsi à différer d'année en année, jusqu'à ce que tu sois perdu pour Christ et pour ton propre bonheur par ta simple négligence.

Ne renvoie donc pas, ne néglige pas. Car si tu le fais, tu ne pourras échapper aux tristes conséquences d'une telle erreur. La faiblesse et la maladie te dépouilleront de ta virilité, ton intelligence s'affaiblira et ta nature spirituelle, que Dieu voulait ramener à sa propre ressemblance, sera déformée par le péché et le vice. Tu ne peux échapper à ces résultats, si tu es négligent.

Mon cher garçon, je t'en supplie en te disant adieu, va immédiatement dans ta chambre, jette-toi à genoux et demande à Dieu, au nom de Christ, qu'Il te pardonne tes péchés, qu'Il te donne un cœur pur, aimant, et qu'Il fasse avec toi une alliance éternelle. Engage-toi à le servir fidèlement dès cette heure — et qu'Il te bénisse abondamment pour ce monde et pour l'éternité !

TABLE DES MATIÈRES

PREMIÈRE PARTIE

Le but que Dieu s'est proposé en dotant les plantes, les animaux et les hommes d'organes reproducteurs.

Première causerie.

La question de l'origine de la vie. — Le récit de la Genèse. — Différence entre faire et créer. — Dieu a tiré toutes choses du néant. — Dieu n'a pas donné aux êtres inorganiques le pouvoir de se reproduire. — Il l'a conféré aux êtres organiques. — Le pouvoir reproducteur ressemble au pouvoir créateur. **Pages 21-24.**

fique leçon qu'ils nous donnent. — Dangers auxquels les petits oiseaux sont exposés. — Leurs migrations. — Les animaux terrestres viennent après eux dans l'ordre de la création. — Ils ne pondent pas leurs œufs, mais ceux-ci sont conservés dans le corps de la mère, merveilleusement construit pour cela. — L'animal naît quand il a atteint un développement suffisant. — Après sa naissance, il est encore nourri par sa mère qui le sèvrera quand ses dents pousseront. — Les formes animales inférieures atteignent plus vite leur maturité corporelle. — L'homme est la créature la plus élevée dans l'échelle des êtres. — Il atteint sa maturité beaucoup plus tard que tous les animaux. — Valeur des années de l'enfance.

Pages 37-41.

Sixième causerie.

Si Dieu avait créé toutes les créatures comme Il a créé Adam et Eve, nos conditions actuelles de vie et nos relations humaines ne pourraient exister; il n'y aurait ni *homes*, ni parents, ni enfants. — Il n'y aurait pas d'enfance, ni de plaisirs inhérents à cet âge. — Dieu a choisi une meilleure méthode. — Il a donné à l'homme un pouvoir qui ressemble à son pouvoir créateur. — Pureté de la naissance. — Pourquoi les parents aiment leurs enfants. — Leurs deux natures se trouvent réunies dans leur enfant. — L'œuf humain ou ovule. — Le germe mâle. — Comment la vie se transmet. — Conversation entre une mère et son enfant. — L'étude de ces sujets doit se faire avec *sérieux* et *respect*. — Les savants ne peuvent comprendre parfaitement l'origine de la vie et son développement.

Pages 42-48.

Septième causerie.

A la demande de ton père, je continue nos causeries. — Les enfants ressemblent à leurs parents parce que ceux-ci leur transmettent leurs traits caractéristiques, physiques et mentaux. — Des parents malades ne peuvent avoir des enfants en bonne santé. — Ce que le garçon *est,* détermine ce que sera l'homme et ce que seront ses enfants. — Le devoir d'un garçon envers ceux qui lui succèderont dans la vie. — Une bonne hérédité n'est pas un sujet d'orgueil. — « L'hérédité n'est pas la fatalité. » — Devoir d'augmenter ce que nous avons reçu.

Pages 49-52.

IIme PARTIE

Comment les garçons peuvent nuire à leurs organes reproducteurs.

Huitième causerie.

Par son corps, l'homme tient de l'animal. — Mais il a une intelligence, un sens moral et une conscience. — Comment cette intelligence, ce sens moral et cette conscience peuvent être amoindris et émoussés. — Anatomie comparée. — Points de ressemblance entre le corps de l'homme et celui des oiseaux. — L'homme est le seul animal qui ait une main perfectionnée. — Sans la main, l'homme ne s'élèverait pas beaucoup au-dessus des animaux. — Avec la main, il construit, bâtit et fait du bien à son prochain. — Avec la main, il frappe, il fait du mal, il tue. — Avec sa main, il peut se souiller et se dégrader lui-même.

Pages 55-59.

Neuvième causerie.

Le but que Dieu s'est proposé en nous donnant la main. — Mauvais usage que l'homme en a fait. — Chez l'homme, les organes sexuels sont exposés en dehors de son corps. — Par ignorance, les garçons apprennent souvent à pra-

———

IIIme PARTIE

Résultats physiques et moraux du vice chez les garçons.

IVme PARTIE

Comment les garçons peuvent garder leur corps pur et fort.

circoncision, considérée dans ses rapports avec la pureté.
— L'intérieur du corps doit aussi être conservé pur. —
Expulsion des matières et des liquides usés. — La leçon
qu'enseigne le feu dans le poële. — Le feu ou combustion
dans le corps. — Importance du nettoyage régulier des
canaux du corps. Pages 83-88.

Quinzième causerie.

Une oxydation lente se nomme rouille ; rapide, elle se
nomme combustion. — Quel est le meilleur combustible
à fournir à la combustion qui s'opère dans notre corps ?
— Choix et préparation de la nourriture. — Il faut observer celle qui nous convient le mieux. — Appétit anormal.
— Que faut-il boire ? — Dangers des stimulants. —
Ravages causés par les liqueurs enivrantes. — La dangereuse cigarette. — Le tabac est mauvais pour les garçons.
— Ses effets sur le cerveau, les muscles, les organes
reproducteurs. Pages 89-93.

Seizième causerie.

Dieu veut que l'homme travaille. — Par nature, nous n'aimons pas le travail. — Certains travaux ne mettent en
action que quelques muscles ; il est important qu'ils soient
tous mis en activité. — Importance de l'exercice ; il développe les muscles. — Importance des récréations. — Différence entre l'exercice et la récréation. — On peut transformer les devoirs journaliers en récréation, en les accomplissant avec plaisir. — Nourriture et exercice journaliers. — Importance d'une dose suffisante de sommeil ;
les heures qui lui sont le plus favorables.
 Pages 94-98.

Dix-septième causerie.

L'esprit doit être nourri et exercé comme le corps. — L'intelligence peut être anémiée. — L'esprit se nourrit par
les yeux, les oreilles et d'autres organes des sens. — La
nourriture mentale doit être digérée par la pensée, l'ob-

servation, et d'autres processus mentaux. — Comme pour le corps, cette nourriture doit être saine et convenable. — Lectures malsaines ; bonnes lectures. — La nature spirituelle doit aussi recevoir la nourriture qui lui convient. — Six principes qui doivent aider à déterminer le choix des amusements. Pages 99-103.

Vme PARTIE

Le devoir d'aider les autres
à éviter les habitudes pernicieuses
ou à s'en affranchir.

Dix-huitième causerie.

Privilège qu'ont certains garçons d'être bien entourés. — Les privilèges créent une plus grande responsabilité. — Notre devoir envers ceux qui se trouvent dans des situations moins favorables. — Il faut sauver ceux qui sont en danger. Beaucoup de garçons pêchent parce qu'ils n'ont jamais été avertis. — Ceux qui sont ainsi négligés deviennent leurs propres ennemis, puis ceux de la société et de la nation. — Les garçons pervers propagent le mal; pourquoi ceux qui sont sages ne propageraient-ils pas le bien? — Ils doivent servir les autres, en les instruisant et en les sauvant de la souffrance. — Il faut qu'ils écartent le danger de leur chemin. Pages 107-110.

VIme PARTIE

Comment on peut recouvrer
la pureté et la force.

Dix-neuvième causerie.

Comment recouvrer la pureté et la force. — Le succès de la cure dépend de l'étendue du dommage, et de la méthode curative employée. — Effort humain et secours divin. — Importance des règles d'hygiène déjà mentionnées. — Il faut parfois beaucoup de temps avant d'obtenir le succès. — Importance des bains. — Il ne faut consulter que des médecins compétents. — Tout le corps doit être soumis à la pureté des pensées. — Conseils utiles se rapportant à l'exercice, au sommeil, à la nourriture, etc. — Rechercher chaque jour le secours divin.   Pages 113-117.

VIIme PARTIE

La Puberté et les changements qu'elle amène.

Vingtième causerie.

Passage de l'enfance à la virilité. — Changements physiques et mentaux qui se produisent à la puberté. — Signification de ce mot. — Les forces latentes. — Leur éveil et leur maturité, survenant au moment où nous en avons besoin. — L'homme se forme entre quatorze et vingt-